Leitfaden der
allgemeinen Chirurgie

Professor Dr. Georg Magnus †

Direktor der chirurgischen Universitätsklinik München

Dritte, unveränderte Auflage

Berlin

Springer-Verlag

1943

ISBN-13: 978-3-642-98419-8   e-ISBN-13: 978-3-642-99232-2
DOI: 10.1007/ 978-3-642-99232-2

Vorwort.

Ein Leitfaden wie der vorliegende soll nicht die Lehrbücher der
Allgemeinen Chirurgie vermehren oder ersetzen, sondern der kleine
Band will ein Versuch sein, das zusammenzufassen, was der Student
unbedingt als Wissensgut braucht. Er soll sich daran prüfen können,
ob vom Studium in der Klinik, im Kolleg und am Schreibtisch ein
genügender Niederschlag geblieben ist, um die ersten Schritte in die
praktische Tätigkeit zu wagen. Das Buch soll aber auch die Möglichkeit bieten, sich im Zweifelsfalle schnell über eine wichtige Frage zu
unterrichten. Mit Absicht sind Erörterungen über Streitfragen fort-
gelassen, um dem Studenten oder dem jungen Arzt nur einfache Mei-
nungen und Ergebnisse zu sagen, wie sie sich aus der mit besonderer
Liebe gehaltenen Vorlesung ergeben haben und wie sie wohl vom Lehrer
dem Schüler gegenüber mögen verantwortet werden können. Wer an-
fängt, muß mit einer klaren und festen Meinung zu bauen beginnen.
Wer weiterarbeitet, wird seine Skrupel und Zweifel schon selber finden.

Im Felde 1940.

MAGNUS.

Inhaltsverzeichnis.

Wundheilung und Entzündung.

Wo durch zufällige Verletzung oder Operation Gewebe getrennt sind, vermag der Körper innerhalb weit gesteckter Grenzen den Schaden wieder gutzumachen, den entstandenen Verlust zu ersetzen und die Trennungsstelle zu verschließen. Diesen Prozeß der *Wundheilung* muß der Arzt zu verstehen suchen, wenn er ihn durch therapeutische Maßnahmen fördern, oder wenn er wissen will, aus welchen Symptomen Gefahren drohen können.

Was an Ort und Stelle geschieht ist immer das gleiche; es ist die Reaktion des Körpers auf den Reiz der Verletzung. Es ist klinisch gedacht gewiß ein großer Unterschied, ob die Schädigung mechanisch, chemisch, thermisch, elektrisch oder bakteriell wirkt. Es ist quantitativ gewiß ein großer Abstand zwischen der aseptischen, primär heilenden Wunde einer Bruchoperation und einer schwer infizierten Schußwunde des Kniegelenks. Aber das krankhafte Geschehen, das zunächst als Antwort auf den Reiz der Verletzung im Körper abzulaufen beginnt, ist immer das gleiche, ist immer die *Entzündung*.

Mit dem Augenblick der Verletzung setzt der Kampf ein zwischen der Schädigung, welcher Natur auch immer sie ist, und den Abwehrkräften des Körpers. Je genauer wir diesen Vorgang zu erkennen versuchen, desto besser werden wir lernen, an der richtigen Stelle zu fördern oder zu hemmen.

Die erste Antwort des Körpers auf den Reiz ist die *Hyperämie*: die bedrohte Stelle wird in erhöhtem Maße mit Blut versorgt. Die Capillaren, die in normalem Zustand zum großen Teil trockenliegen, füllen sich maximal, das subjektive Gefühl des Pulsierens tritt auf, die entzündete Partie wird rot und heiß (Rubor, Calor), sie schwillt durch die Blutfülle an (Tumor), und die erhöhte Spannung im Gewebe erzeugt Schmerz (Dolor). Damit sind die *vier Kardinalsymptome der Entzündung* gegeben, denen die moderne Medizin nichts hinzuzufügen gewußt hat. Die nächste Phase besteht im Austritt des Gefäßinhaltes durch die Wand, der *Exsudation*. Zuerst wird das Gefäß für das Blutplasma durchlässig, dann für die Leukocyten, schließlich — und das durchaus nicht regelmäßig, sondern nur als mögliches Extrem — auch für die roten Blutkörperchen; das Exsudat ist serös, eitrig, hämorrhagisch. Wo die Krankheit die Überhand in diesem Kampfe gewinnt, wo die Schutzkräfte des Körpers nicht genügen, gehen die Gewebe zugrunde; sie verfallen der *Nekrose*. Auch hier wieder gewaltige quantitative Unterschiede, je nachdem es sich um den Effekt einer großen Verbrennung dritten Grades, um einen Nackenkarbunkel, eine ausgedehnte Maschinenverletzung, oder andererseits um eine aseptisch und unter größter Schonung der Gewebe angelegte Operationswunde handelt. Im Grunde haben alle diese Vorgänge doch das Gemeinsame, daß sie sämtlich Nekrosen bedingen, und daß die nächste Aufgabe des Körpers darin besteht, sich mit dieser abzufinden, sich ihrer zu entledigen.

Dieser Vorgang der *Demarkation* wird im wesentlichen besorgt von den Leukocyten und ihren Fermenten. Teils wird die Nekrose am Rande verflüssigt und angenagt, teils wird sie als Gewebsleiche, als Sequester, ausgestoßen. Wo Lebendes und Totes aneinanderstoßen, entsteht ein mit Eiter gefüllter Spalt, der Demarkationsgraben. Und diesseits von ihm baut nun der Körper im *Granulationswall* das Gewebe auf, das den Defekt zu ersetzen imstande ist.

Die Bestandteile dieses *Granulationsgewebes* wechseln je nach seinem Alter. Anfänglich sind die Leukocyten noch stark vertreten. Daneben sprossen überall *neue Capillarschlingen* auf, welche die Hauptmasse des Gewebes ausmachen, ihm durch ihre Blutfülle die frischrote Farbe und durch das Hervorragen ihrer Kehren über die Oberfläche das granulierte, gekörnte Aussehen verleihen. Im Gewebe liegen überall Fibrinfäden, die aus dem geronnenen Exsudat ausgefallen sind und die allmählich durch die Fermente der Leukocyten aufgelöst und wieder resorptionsfähig gemacht werden. Je älter der Prozeß wird, desto mehr treten die Leukocyten in den Hintergrund, und eine kleine Rundzelle übernimmt den Hauptanteil: das Stadium der „kleinzelligen Infiltration" ist erreicht. Und schließlich ist es der Fibroblast, die Spindelzelle, die eigentliche produktive Bindegewebszelle, welche die Führung bekommt, und durch Absonderung der kollagenen Faser die Beendigung der Reparation, den Aufbau der *Narbe* bewirkt. Und je mehr das Granulationsgewebe in Bindegewebe übergeht, je mehr die Sekretion von der Wundfläche aus versiegt, desto stärker wuchert der Epithelsaum und überwächst allmählich die junge Narbe. Und gleichzeitig nimmt die zellige Infiltration ab, die übermäßige Vascularisation bildet sich zurück, das Gewebe wird blaß, die Faser wird fest und straff: der Prozeß ist vollendet und der Zustand wird stabil.

So läuft in kurzen Zügen der *Vorgang der Wundheilung* ab. Die einzelnen Phasen folgen aufeinander, überschneiden sich auch hier und da und bilden zusammen ein einheitliches und untrennbares Geschehen. Die Entzündung als Reaktion des Körpers auf irgendeinen Reiz, die Beseitigung der Nekrosen und die Reparation sind Teile *eines* Prozesses, eben der Wundheilung.

Störungen der Wundheilung.

Wodurch kann dieser Vorgang gestört werden? Welche Umstände werden den Arzt veranlassen, therapeutisch einzugreifen? *Drei* Momente sind es im wesentlichen, welche hier Anforderungen an uns stellen: die *Blutung*, die *Infektion* und der *Schmerz*.

Blutung, Blutungsstillstand, Blutstillung.

Die *Blutung* kann arteriell, venös oder capillar sein; und je nachdem entleert sich das Blut hellrot, im Strahl pulsierend — oder dunkel, fast schwarz, quellend — oder sickernd als Flächenblutung. Die *capillare* Blutung steht in der Regel auf einen einfachen komprimierenden Verband. Kommt die Blutung aus der Tiefe, so wird die Höhle fest ausgestopft und dann wird dieser Verband mit einer Binde stramm angewickelt. Das Problem „*blutstillendes Medikament*" ist uralt und zu allen Zeiten immer wieder angeschnitten worden. Die Auffassung, daß wir damit das Blut und seine Gerinnbarkeit beeinflussen, verliert heute den Boden gegenüber der, daß es sich beim Vorgang des Blutungsstillstandes um eine Kontraktion des Gefäßes, auch der Capillare handelt, und daß wir demgemäß versuchen müssen, auf die Gefäßwand einzuwirken. Dazu wird manches Mittel recht sein; Hitze in Form des verschorfenden Glühbrenners, Kälte, chemische Mittel wie das Jodoform, das Wasserstoffsuperoxyd, Arg. nitricum oder auch einmal das Eisenchlorid. Gerade dieses ist in Verruf geraten, sicherlich wegen des Mißbrauchs, der unter Vernachlässigung exakter Blutstillung damit getrieben worden ist. Es versteht sich aber wohl von selbst, daß man bei einer bedrohlichen parenchymatösen Blutung gern und mit vollem Recht darauf zurückgreifen wird. Auch das fremde Serum ist in diesem Sinne ein Reiz; ein paar Kubikzentimeter steril entnommenen Blutes eines anderen Menschen, eine Ampulle Tetanus- oder Diphtherieserum werden auf die flächenhaft blutende Wunde gebracht, und sehr häufig tritt sofort der Stillstand ein. Auch die subcutane Applikation fremden Blutes oder Serums kann zum Ziele führen, ebenso ist ein Versuch mit Secale oder Ergotin durchaus berechtigt und zu empfehlen. Die Bedeutung der Gelatine für den Vorgang ist überschätzt worden, doch wird man in verzweifelten Fällen auch auf sie zurückgreifen. Für die subcutane Injektion halten die Apotheken eine 1—2proz. Lösung in zugeschmolzenen Ampullen zu 100—200 ccm vorrätig, da die Sterilisierung besondere Vorsicht erfordert; die Lösung wird auf 50° erwärmt und so eingespritzt. Auch die lokale Anwendung auf der Wunde, die Verabreichung per os in jeder Form oder per rectum werden empfohlen; doch ist, wie gesagt, die Wirkung unsicher.

Die *venöse Blutung* wird zum großen Teil ebenfalls auf die mechanischen Mittel der Tamponade und des Druckverbands stehen. Als wesentliches Moment kommt hier hinzu das Moment der *Hochlagerung*. Die lebensbedrohende Hämorrhagie aus der geplatzten Krampfader steht meist prompt, wenn der Patient horizontal gelagert und das Bein vertikal erhoben wird. Gelingt dies nicht, so kann die digitale Kompression in der Wunde selbst zum Ziel führen.

Es bleiben Fälle übrig, welche die exakte Blutstillung lege artis verlangen; und das gilt in noch verstärktem Maße für die *arterielle Blutung*, bei der diese Notwendigkeit die Regel bedeutet. Blutet es unstillbar aus einer Extremität, so besteht zunächst die Möglichkeit, die unmittelbare Gefahr durch *Abbinden* des Gliedes zu beseitigen. Am Oberarm oder Oberschenkel, wo sich die Arterie gegen *einen* Knochen andrücken läßt, wird ein Gummischlauch oder ein Hosenträger so fest angezogen, daß peripher der Puls verschwindet; auch ein umgelegtes Handtuch genügt, das als Knebel mit einem Stock zusammengedreht wird; dann steht die Blutung auch. Dieser Zustand ist schmerzhaft und zeitlich begrenzt durch die Gefahr der Ernährungsstörung, die nach 2—3 Stunden auftritt; doch bedeutet er zunächst die Lebensrettung. Sobald wie möglich soll diese temporäre Blutstillung durch die definitive ersetzt werden, und das ist bei der großen venösen Blutung und bei der überwiegenden Mehrzahl arterieller Blutungen überhaupt die *Unterbindung*. Meist wird es gelingen, in der Wunde — sei es eine traumatische, sei es eine operative Verletzung — das Lumen des blutenden Gefäßes zu sehen, zu fassen und zu verschließen. Die beiden Instrumente sind die *Klemme* (KOCHER, PÉAN, KOEBERLE) oder die *Schieberpinzette* (FRICKE, v. BERGMANN). Es ist müßig, über die Vorzüge der beiden Konstruktionen zu streiten; beide erfüllen ihren Zweck, und *das* Instrument ist das bessere, welches dem Arzt besser liegt. — Das blutende Gefäß wird so fein wie möglich gefaßt, um tunlichst wenig Nachbargewebe durch die Ligatur mit abzuschnüren, und dann unterbunden.

Die Wahl des *Unterbindungsmaterials* wird sich dahin entscheiden lassen, daß das *Catgut* den Vorzug verdient, zumal es in kleinen und handlichen Packungen und zuverlässig steril gehandelt wird.

Gesetzt den Fall, es gelänge nicht, in der Wunde das blutende Gefäß zu fassen; es ist zurückgeschnellt und wird in der Tiefe durch vollgeblutetes und zertrümmertes Gewebe verdeckt. Sobald der ESMARCHsche Schlauch gelockert wird, quillt wieder das Blut aus der Wunde, der Patient wird blaß und unruhig, Nase und Hände werden kalt, der Puls wird schlecht und die Gefahr wächst. Dann bleibt als letztes Mittel die *Unterbindung am Ort der Wahl*: dort, wo wir außerhalb und stromaufwärts von der Wunde die Arterie in ihrer anatomischen Lage gut kennen, suchen wir sie auf und unterbinden sie. Der praktische Arzt wird den Eingriff nur in größter Not und als lebensrettende

Operation ausführen; und für diesen Zweck genügt es, zu wissen, daß die Oberarmschlagader in der Furche medial vom M. biceps, und die A. femoralis dicht unter dem Leistenband in der Mitte zwischen Symphyse und Spina iliaca ant. sup. leicht und sicher aufzufinden sind, und daß die Unterbindung an dieser Stelle die Verblutung verhindert. Wird der Eingriff aus vitaler Indikation unternommen, so muß eine etwa eintretende Ernährungsstörung der Extremität in Kauf genommen werden.

Die *Gefäßnaht* ist ein schwieriger Eingriff, der an manuelle Geschicklichkeit und Übung des Operierenden und der Assistenten sowie an die Vollständigkeit des Instrumentariums die allerhöchsten Anforderungen stellt, und der dem praktischen Arzt keinesfalls zugemutet werden kann. Dasselbe gilt im allgemeinen für die *Bluttransfusion*, die Übertragung von Blut aus einem gesunden Spender auf den Patienten, sobald die Quelle der Blutung verstopft, das verletzte Gefäß unterbunden ist. Die Prüfung, ob die beiden Blutsorten sich vertragen und ohne Gefahr gemischt werden können, das Instrumentarium, die operative Technik — all das dürfte die Kräfte des praktischen Arztes übersteigen, und er wird sich mit dem Flüssigkeitsersatz durch die *Kochsalzinfusion* in intravenöser, subcutaner oder rectaler Form begnügen müssen. Doch erscheint es sehr wohl möglich, daß bei weiterer Vereinfachung der Blutgruppenbestimmung und des Instrumentariums die Methode auch dem praktischen Arzt zugänglich wird.

Infektion, Antisepsis und Asepsis, Wundausschneidung.

Die zweite Gefahr, die von der Wunde aus droht, ist die *Infektion*, sie wird definiert als „die wirksame Besiedlung der Wunde mit pathogenen Keimen". Nach dem Charakter dieser Keime wird die Infektion unterschieden als *pyogen, putrid* oder *spezifisch*.

Die *pyogene* Infektion wird verursacht durch die gewöhnlichen Eitererreger, also im wesentlichen die Staphylokokken und Streptokokken. Sie bedeutet für die Wunde einen zweiten Reiz: zur traumatischen tritt hinzu die bakterielle Schädigung. Das Krankheitsbild wird nun beherrscht durch dies neue Ereignis; ein großer Komplex neuer Gefahren taucht auf; der Wunsch, sie zu bekämpfen, bestimmt unser ärztliches Handeln. Der systematische Ausbau einer Methode war erst möglich, als der Charakter der Infektion als bakteriell erkannt war. Grundlegend ist die Arbeit Listers, der das Verfahren der *Antisepsis* schuf, der *Bekämpfung der Keime innerhalb der Wunde*, und zwar mit chemisch wirkenden Mitteln. Die Methode konnte nicht das leisten, was man sich zunächst von ihr versprach, weil die Keime in der Wunde gegen dieses Gift widerstandsfähiger sind als das umgebende Gewebe, und weil die antiseptischen Mittel niemals in die Tiefe vordringen, in welcher die Keime sitzen, auch nicht, wenn die Oberfläche mit den stärksten Konzentrationen beschickt wird.

Die *Antisepsis* mußte deshalb unter Führung deutscher Chirurgen (NEUBER, v. BERGMANN, SCHIMMELBUSCH) der *Asepsis* weichen. Und doch ist die *antiseptische Wundbehandlung* unter bestimmten Bedingungen erhalten geblieben und besteht auch heute noch zu Recht. Weitere Untersuchungen nämlich ergaben (FRIEDRICH), daß die Keime, wenn sie in die Wunde gelangt sind, nicht sofort den Vormarsch in die Tiefe antreten, sondern erst auf der Oberfläche eine gewisse Zeit der Anpassung an die neuen Verhältnisse durchmachen. Diese *Wundinkubationszeit* ist eine Konstante von 6—8 Stunden Dauer. FRIEDRICH konnte nachweisen, daß, wenn innerhalb dieser Spanne die Wunde *total excidiert* wird, eine Sterilisierung gelingt. Diese Wundausschneidung von FRIEDRICH kann heute als das erstrebte Ziel der primären Wundversorgung bezeichnet werden, zumal in der Kriegschirurgie. Die Keime sind während der Inkubationsfrist von 8 Stunden auf Rand und Boden der Wunde nicht nur einem Angriff mit chemisch wirkenden Mitteln ausgesetzt, sondern sie lassen sich vollkommen aus der Wunde entfernen und damit unschädlich machen, sofern es gelingt, den primär besiedelten Rand und Grund der Wunde mit sterilem Instrumentarium vollständig herauszuschneiden. Die neue Wunde ist dann größer als die alte, aber sie ist, sofern die Methode richtig und lückenlos durchgeführt wurde, eine aseptische Operationswunde mit den entsprechenden Aussichten der Heilung.

Leider sind dem Verfahren ziemlich enge Grenzen gezogen. Die *zeitliche* Beschränkung auf 8 Stunden Frist war besprochen. Aber auch *anatomisch* können die Möglichkeiten sehr schnell erschöpft sein. Sobald ein Nerv, ein großes Gefäß, ja schon ein Knochen an der Bildung des Wundgrundes beteiligt ist, verbietet sich die Methode. Und gar wenn eine Körperhöhle oder ein Gelenk eröffnet und damit in den Raum der Wunde einbezogen ist, läßt sich eine totale Ausschneidung nicht mehr durchführen. Die Wirksamkeit des Verfahrens ist aber gebunden an seine Vollständigkeit und Lückenlosigkeit. Schließlich können rein *technische* Bedingungen die Durchführung der primären Wundexcision verhindern: es fehlt an geschulten Kräften, an Instrumenten, auch vielleicht an der genügenden Zeit.

Genau wie bei der operativen Sterilisierung der Wunde durch die Ausschneidung ist die chemische antibakterielle Behandlung einer Verletzung an die Inkubationsfrist von 8 Stunden gebunden. Es ist möglich, die Wunde antiseptisch zu beeinflussen, wenn wir sie im Laufe der ersten 6—8 Stunden in Behandlung bekommen — und *nur* dann. Der Nachteil, daß wir den Wundboden mitschädigen, kann in Kauf genommen werden, wenn genügend Aussichten bestehen, die Keime völlig oder zum großen

Teil zu vernichten. Eine Wundantisepsis jenseits dieser Inkubationszeit von 6—8 Stunden ist zwecklos. Die Keime sind dann für unsere medikamentösen Maßnahmen nicht mehr erreichbar.

Die *Medikamente zur antiseptischen Wundbehandlung* sind zahlreich und mannigfaltig, auch die Art, wie man sich ihre Wirkung in der Wunde vorstellt, ist sehr verschieden. Das klassische Mittel ist die *Carbolsäure* von LISTER, die, ebenso wie andere Angehörige der Phenolreihe — Lysol, Kresol, Lysoform —, ihre große Rolle gespielt hat. Und auch heute sind die Phenole noch keineswegs aus dem Arzneischatz der Wundbehandlung verschwunden. So wird die Carbolsäure in 3proz. Lösung verwendet und mehr noch in der Form der CHLUMSKYschen Lösung: Acid. carbol. crystall. 30,0, Campher 60,0, Alk. abs. 10,0. Bei der antiseptischen Behandlung einer frischen traumatischen Gelenkeröffnung hat sich dieser Phenolcampher besonders bewährt.

Dann kamen die *Salze der Schwermetalle*, voran das Sublimat. Auch hier die Schwierigkeit, eine Konzentration zu finden, welche die Keime noch tötet, ohne den Wundboden zu sehr zu schädigen oder gar durch Resorption von der Wunde aus den ganzen Körper mit Giftwirkung zu bedrohen. Die Zeit der Wundspülungen mit Sublimat oder Kupfersulfat ist vorüber, und was wir an Metallsalzen benutzen, soll wohl nicht mehr der Antisepsis dienen; sondern wir stellen sie uns vor als Reizmittel für den Wundboden wie das Arg. nitricum, oder für die Gefäße als Haemostypticum wie das Ferr. sesquichloratum. Dagegen benutzen wir noch durchaus bewußt als „Wund-Desinficientia" die Gruppe der *Oxydantia*. Wir spülen eine Wunde, besonders auf einer Schleimhaut, mit dünnen Lösungen von Kal. permangan. oder Kal. chloric. oder Wasserstoffsuperoxyd. Bei letzterem spielt, außer der bactericiden Kraft des freien Sauerstoffs, auch die rein mechanische Wirkung eine Rolle; der abspringende Sauerstoff schäumt auf und reißt Verunreinigungen aus der Wunde heraus. Die Halogene *Jod* und *Chlor* stehen augenblicklich sehr im Vordergrunde der Wundantisepsis. Das Jod wird in alkoholischer Lösung als 10proz. oder besser 5proz. Jodtinktur ausgiebig verwendet, ferner als Jodoform, besonders als Imprägnierung der Verbandstoffe. Der Gedanke der „Abspaltung des freien Jods" in der Wunde ist maßgebend für die Verwendung, und im Rahmen der 8-Stunden-Inkubation ist gegen diese „abortive Wundantisepsis" nichts einzuwenden. Daß es zwecklos ist, alte eiternde Wunden mit Jodoform oder einem anderen Antisepticum zu beschicken, muß noch einmal betont werden. — Das *Chlor* hat im Kriege eine große Rolle gespielt als DAKINsche Lösung; ihre Herstellung ist nicht einfach, die Haltbarkeit begrenzt. Neuerdings wird das *Chloramin* als Pulver oder Lösung in Konzentration von 1% gerühmt. Zu erwähnen sind noch die modernen Medikamente Vuzin und Rivanol.

Ein anderer Gedanke, desinfizierend in der Wunde zu wirken, ist der der *Osmose*: die Keime sollen durch Wasserentziehung geschädigt werden. Als sehr zu begrüßende Nebenwirkung auf den Wundboden ergibt sich die Anregung der Sekretion durch denselben Vorgang und damit eine gewisse „Selbstspülung" der Wunde. Als Medikamente kommen hypertonische Salzlösungen in Frage, z. B. 10proz. Kochsalzlösungen; auch Meerwasser ist in früheren Kriegen verwendet worden. Ferner Zucker in Substanz, Alkohol.

Ein ähnlicher Vorgang ist der der *Adsorption*, die Bindung von Flüssigkeit und ihrer Beimengungen durch die große Oberfläche einer unlöslichen, sehr fein verteilten Substanz. Steriler Sand, Kaolin, Tierkohle, Bolus alba sind in diesem Sinne empfohlen worden.

Es sind neuerdings Bestrebungen im Gange, die Grenzen der Wundantisepsis wieder zu erweitern, aus der Passivität des „Nil nocere" der Wunde gegenüber noch weiter herauszutreten, nicht nur die Wunde selbst mit den Medikamenten zu beschicken, sondern auch die Umgebung der Wunde damit zu infiltrieren. Diese „Tiefenantisepsis", im wesentlichen mit den Präparaten Vuzin und Rivanol, ist noch nicht so weit ausgebaut, die Resultate noch nicht so weit unbestritten, daß die Methode dem praktischen Arzt empfohlen werden kann.

Die *Antisepsis* kann nach dem Gesagten definiert werden als „der Kampf mit den Keimen innerhalb der Wunde", ganz gleich, ob dies mit den chemisch wirkenden Medikamenten Listers geschieht oder mit dem Messer wie bei der Wundausschneidung von Friedrich. Es wäre also nichts dagegen einzuwenden, diese Methode der Excision als „operative Antisepsis" gegenüber der chemischen zu bezeichnen.

Hatte Lister, ganz abgesehen von der Gelegenheitswunde, das Verfahren der Antisepsis auch im Operationssaal für die Keimbekämpfung in der frischen, absichtlich und bewußt gesetzten Operationswunde geschaffen und ausgearbeitet, so vollzog sich hier bald eine Wandlung. Der Gedanke trat in den Vordergrund, daß die chemisch wirkenden Gifte in der frischen Operationswunde nicht nur die eben angesiedelten Keime schädigen oder bestenfalls töten können, sondern auch die Gewebe nachteilig beeinflussen müssen, die der Körper für die Heilung der Wunde notwendig braucht. Es tauchte das Bestreben auf, die Verbindung von bakterieller und chemischer Schädigung in der Wunde zu vermeiden, den Kampf mit den Keimen aus der Wunde herauszunehmen, vor die Wunde zu verlagern. Wenn das Operationsmesser die Wunde setzt, — zu vorbereiteter Zeit und unter vorbereiteten Bedingungen —, dann sollte der Kampf mit den Keimen ausgefochten, die Wunde keimfrei, steril, aseptisch sein. Das ist das Verfahren der *Asepsis*: „der Kampf mit den Keimen außerhalb der Wunde."

Verfahren der Asepsis.

Die Asepsis bedeutet also im Operationssaal die Folge, aber damit auch die Überwindung der Antisepsis. Es ist historisch wichtig und interessant, daß 20 Jahre vor LISTER ein deutscher Kliniker SEMMELWEIS in Wien eigentlich schon Aseptiker war. Er zwang die Studenten, wenn sie von einer Autopsie kamen und geburtshilflich untersuchen wollten, vorher ihre Hände mit Chlorkalk zu desinfizieren. Und er sah von dieser Maßnahme den Erfolg, daß die puerperalen Infektionen abnahmen. Wäre SEMMELWEIS mit seiner Lehre durchgedrungen, dann wäre der operativen Chirurgie der Umweg zur Asepsis über die Antisepsis, den LISTER 20 Jahre später einschlug, erspart geblieben. Wir stehen in unserem antibakteriellen Vorgehen im Operationssaal heute SEMMELWEIS näher als LISTER.

Wir ziehen also um den Ort, an welchem das Operationsmesser die Gewebe eröffnen soll, einen Zaun und erstreben, daß der so eingezäunte Raum keine Keime enthält. Und je dichter und zuverlässiger dieser Zaun ist, desto näher sind wir unserem Ideal der Asepsis. Die Aufgabe ist also, den Keimen alle Wege zur Wunde zu versperren, sie überall auf dem Anmarsch zu vernichten.

Es sind von Anfang an fünf solcher Wege angenommen worden: die Luft, die Instrumente, die Verbandstoffe, die Hände des Operierenden und die Haut des Patienten in der Umgebung der Wunde. Alle fünf müssen für sich betrachtet werden, denn die Verfahren sind wesentlich verschieden sowohl in der Technik der Sterilisierung wie in dem Grade der erreichbaren Vollkommenheit.

Die *Luft* hat im Anfang eine große Rolle gespielt; wir wissen heute, daß wir sie im allgemeinen vernachlässigen können. Nur eine grobe „Verschmutzung" der Luft ist zu vermeiden; wir werden den Operationsraum nicht kurz vor dem Eingriff auskehren, werden „Staubfänger" in einem solchen Raum nicht dulden, werden in der Nähe einer Wunde nicht husten oder niesen oder gegen die Wunde sprechen.

Die *Instrumente* erlauben eine vollständige Sterilisierung; sie sind bei richtiger Handhabung im Augenblick des Gebrauches aseptisch, keimfrei, steril. Das Mittel dazu ist das *kochende Wasser*, das 10 Minuten lang einwirken soll. Ein Zusatz von 1% Soda (ein Eßlöffel auf 1 l) trägt sehr zur Schonung der Instrumente bei, da auch Spuren von Säure in dem Wasser sehr verderblich für den Stahl sind. Es mag schon an dieser Stelle hervorgehoben sein, daß Sodazusatz nicht zulässig ist bei den Instrumenten, die für die *Lokalanästhesie* bestimmt sind, da auch geringe Mengen von Alkali die Cocainderivate unwirksam machen.

Die einfache Zuversicht, daß kochendes Wasser von 100° Wärme in 10 Minuten alle Lebewesen zerstört, hat neuerdings Einschränkungen erfahren, die auf Theorie und Praxis der chirurgischen Asepsis nicht ohne starken Einfluß geblieben sind. So ist man in klinischen Betrieben notgedrungen zur Sterilisierung bei Hochdruck übergegangen, das ein Erhitzen des Wassers auf 120° erlaubt. Damit soll die Keimfreiheit dann wirklich gewährleistet sein. Die Einrichtungen sind aber sehr teuer und erfordern eine besondere technische Überwachung, so daß Anschaffung und Unterhaltung dem praktischen Arzt nicht zugemutet werden können. Es ergibt sich also die recht unerfreuliche Situation, daß für den klinischen Betrieb und für die allgemeine Praxis in bezug auf Sterilisierung von Instrumenten und Verbandstoffen ein verschiedener Grad von Strenge in der Asepsis gilt. Wir werden uns aber zunächst einmal mit diesem Zustande abzufinden haben.

Das *moderne Instrumentarium* ist, um seine Lebensdauer zu verlängern, durchweg aus Metall hergestellt; doch läßt sich im Notfall ein Messer, ein Hammer, ein Meißel, ein Stecheisen mit einem Holzgriff genau so zuverlässig sterilisieren wie ein ganz metallenes Instrument. *Spritzen* werden vor dem Auskochen auseinandergenommen und kalt angesetzt; geschlossen in das kochende Wasser gelegt springen sie mit ziemlicher Sicherheit, besonders diejenigen, welche aus Metall und Glas hergestellt sind wie die Rekordspritzen. Für die Instrumente dagegen ist es schonender, wenn sie in das siedende Wasser eingelegt werden.

Als *Kocher* genügt für den Notfall jeder Kessel, jede Pfanne; sehr geeignet sind Spargel- und Fischkocher wegen ihres Einsatzes, der ein Herausheben der Instrumente ohne Berührung mit den Fingern gestattet. Für die Praxis wird ein richtiger Instrumentenkocher nötig sein, je nach den Verhältnissen für Gas- oder Spiritusheizung. Auch elektrische Erwärmung ist möglich und brauchbar, sie ist aber empfindlich und nicht billig. Es gibt Spezialfirmen, welche diese Kocher herstellen. Die Kombination mit der Sterilisiervorrichtung für Wäsche und Verbandstoffe in strömendem Dampf ist sehr beliebt; die kleinen Trommeln werden auf den Kocher aufgesetzt; unten kochen die Instrumente, und der ausströmende Dampf sterilisiert oben den Inhalt dieser Trommeln. Ein Nachteil ist der, daß die Instrumente dann ganz unnötig lange mitkochen, und für größeren Bedarf wird man gut tun, die beiden Maßnahmen zu trennen. Für kleineren Betrieb und für den Anfang der Praxis kann die Kombination als billig und einfach empfohlen werden. Daß für die Lokalanästhesie ein besonderer, kleiner und ganz einfacher Kocher nötig ist, dem jede Spur von Soda ferngehalten wird, mag als besonders wichtig für den Erfolg schon hier betont werden.

Das *Improvisieren der Asepsis* ist eine Kunst, die im klinischen Betriebe eine untergeordnete Rolle spielt, in der Praxis aber zweifellos eine sehr große Bedeutung hat. Die Küchengeräte können nützlich sein; zum Auskochen einer Kanüle genügt ein Suppenlöffel und eine Kerze.

Eine kleine Spritze läßt sich in einer Suppenkelle sterilisieren. Auch die Instrumente finden sich oft genug im Haushalt und in der Werkstatt; und es ist sehr viel besser, eine lebensrettende Trepanation bei schwerem Hirndruck mit dem Werkzeug des Handwerkskastens zu machen, als sie mangels der vorschriftsmäßigen Instrumente ganz zu unterlassen.

Ein Notverfahren ist auch dies, daß man *Spiritus* über die Instrumente gießt und anzündet. Und ist auch *das* nicht möglich, so ist ein Abreiben mit Alkohol, Benzin, Äther oder Kölnischem Wasser wenig, aber doch besser als gar nichts.

Einige Instrumente lassen sich nicht durch Hitze sterilisieren, so die Spiegel und die Katheter, soweit sie aus Seidengespinst und Wachs hergestellt sind. Wir müssen uns hier mit mechanischer Reinigung und Einlegung in Lysol- oder Lysoformlösung begnügen. Die Methode ist ganz unvollkommen und bedeutet keinesfalls eine Sterilisierung dieser Instrumente. Im übrigen sind die genannten Katheter und Bougies überflüssig; abgesehen von dem Übelstand mangelhafter Asepsis sind sie im Gebrauch wenig haltbar, also teuer. Für den praktischen Arzt empfiehlt es sich, in erster Linie Katheter und Bougies aus Metall zu verwenden, in zweiter Linie die aus Gummi, welche sich ebenso wie Drainrohre auskochen lassen; und die aus Seidengespinst gar nicht.

Metallinstrumente sind bei guter Behandlung außerordentlich lange haltbar. Dazu gehört, daß sie nach dem Gebrauch sorgfältig gereinigt und abgetrocknet werden. Es gehört aber auch dazu, daß man sie richtig aufhebt. Keinesfalls dürfen Instrumente im selben Schrank lagern wie Medikamente. Besonders gefährlich als nahe Nachbarschaft ist Jodtinktur, Salzsäure, rauchende Salpetersäure. Aber auch Gegenstände aus Gummi gehören nicht in den Instrumentenschrank; das Metall wird schwarz und rostet dann bald. Der Kruppsche rostfreie Stahl bedeutet eine wesentliche Bereicherung unseres Rüstzeuges. Die daraus hergestellten Instrumente sind völlig rostsicher, so daß der höhere Anschaffungspreis sich besonders für die allgemeine Praxis reichlich rentiert.

Was das *Nahtmaterial* anlangt, so wird der praktische Arzt beides haben müssen, Catgut und Seide. Die Seide kann man sich bequem und sicher selber sterilisieren, das Catgut wird am besten gebrauchsfertig bezogen. Die Trockenpackungen in kleinen Mengen dürften für die Praxis das Geeignete sein; Fäden von bestimmter Länge liegen auf Pappsterne aufgewickelt in kleinen Pappschachteln steril verschlossen. In größeren Betrieben läßt man sich das Rohcatgut kommen, sterilisiert es sich selbst in der vorgeschriebenen Jodlösung und konserviert es dann feucht. Die *Seide* sterilisiert man ebenfalls selbst, und zwar wird sie gekocht in einer Sublimatlösung 1 : 1000. Dabei ist zu beachten, daß nicht das käufliche, rotgefärbte Präparat genommen werden darf, sondern *reines Hydrarg. bichlor.*; das Eosin würde den Faden und von dort aus den Stichkanal imprägnieren. In dieser farblosen Sublimatlösung, die wegen ihres harmlosen Aussehens doppelt gefährlich ist und doppelt gut bezeichnet und verwahrt werden muß, wird die auf Glasrollen aufgespulte Seide ausgekocht, und zwar die dünne Darmseide 10 Minuten lang, jede folgende Stärke 3 Minuten länger, so daß für eine mittlere Stärke, wie wir sie für Hautnähte brauchen, 20 Minuten herauskommen. Die Seide bleibt dann in derselben Lösung liegen, wird zum Gebrauch direkt aus dem betreffenden Gefäß herausgenommen und nach dem Gebrauch wieder hineingetan. Die geringen Mengen Sublimat, welche dem Faden anhaften, sollen die Keime vernichten, die etwa beim Knüpfen von den Fingern abgestreift werden und mit dem Faden in die Gewebe geraten. Wir stoßen hier also plötzlich wieder auf eine antiseptische Maßnahme.

Verbandstoffe und Wäsche könnten an sich ebenfalls durch Auskochen sterilisiert werden, doch würde die anhaftende Nässe die Verwendbarkeit sehr beschränken. Immerhin ist für den Notfall diese Möglichkeit durchaus in Erwägung zu ziehen. Das Normalverfahren ist die Sterilisierung im *strömenden Dampf.* In besonders konstruierten Sterilisatoren, wie sie nach den Angaben von SCHIMMELBUSCH hergestellt werden, wird Wasser zum Kochen gebracht und der entstehende Dampf durch die gefüllten Trommeln hindurchgeleitet, deren Schieber vorher geöffnet sein muß. Auch hier besteht wieder für Klinik und Praxis der Unterschied, daß der praktische Arzt sich die Hochdruckeinrichtung nicht wird leisten können; er wird mit der Sterilisation bis 100° zufrieden sein müssen. Es sind ja aber schließlich nur bestimmte Sporen, welche diese Prozedur lebend überdauern. Die gewöhnlichen Erreger der Wundinfektion gehen in kochendem Wasser oder im Dampf von 100° zuverlässig zugrunde. Die Trommeln bleiben 1 Stunde im Dampf; dann ist ihr Inhalt steril. Nach der Entnahme der Trommeln aus dem Sterilisator dürfen die Schieber nicht sofort geschlossen werden; sonst kondensiert der Dampf im Innern und die Stoffe werden naß. Dampf ist ein völlig trockenes Gas, und der Trommelinhalt bleibt beim Sterilisieren ebenfalls trocken. Sind Verbandstoffe und Wäsche irgendwie benetzt, so liegt ein Fehler vor. — Gummihandschuhe können ebenfalls in der Trommel sterilisiert werden, gut gepudert und einzeln in Mull oder in Papier verpackt. Die Behelfsvorrichtung, daß kleine Trommeln oder Kästen auf den Instrumentenkocher aufgesetzt und mit dem dort entstehenden Dampf sterilisiert werden, war erwähnt.

Auf den Ausbau der *Händedesinfektion* ist unendlich viel Mühe verwendet worden; sie bildet auch heute noch ein Dilemma, in der Praxis noch viel mehr als im klinischen Betriebe. Der Unterschied gegen

Instrumente und Verbandstoffe besteht darin, daß sich die Hände mit keinem Mittel sterilisieren lassen; wir können sie *keimarm* machen, nie *keimfrei*. Der *Gummihandschuh*, der dem strömenden Dampf ausgesetzt war, ist allerdings aseptisch. Aber einmal ist seine Verwendbarkeit in der Praxis begrenzt durch die Kosten. Und dann ist er leicht verletzlich; die Möglichkeit, daß während der Operation doch die Hand mit der Wunde in Berührung kommt, ist außerordentlich groß, und deshalb muß die Hand stets so vorbereitet sein, als wollten wir ohne den Handschuh operieren. Tritt aber der Fall ein, daß ein Handschuh reißt, und daß wir praktisch mit bloßer Hand operieren, dann liegen die Verhältnisse ungünstiger als ohne den Handschuh, da die Hand unter dem Gummi geschwitzt hat; dadurch sind zahlreiche Keime aus den Drüsengängen ausgeschwemmt worden. — Der andere Weg, wirklich aseptisch zu manipulieren, ist der, daß wir die Wunde nicht mit der Hand berühren. Das ist in der Regel auch möglich beim Verbandwechsel und vielleicht bei ganz leichten Eingriffen, wie Incisionen, Nagelextraktionen; aber schon beim Nähen hört diese Möglichkeit auf, der Faden muß berührt werden, und nach dem Knüpfen liegt die berührte Stelle in der Wunde. Die Notwendigkeit, die Hand so keimarm zu machen wie möglich, besteht also fast überall bei chirurgischer Tätigkeit. Für die Praxis muß gelten, daß Reinlichkeit die beste Asepsis ist. Der Arzt soll kein infektiöses Material mit dem Finger berühren; er soll keine Schleimhaut ohne Gummifinger untersuchen, soll unter keinen Umständen Verbandstoffe von der Wunde mit den Fingern entfernen. Diese „Prophylaxe", die Reinhaltung der Hand von Infektionskeimen, ist ein wesentlicher Teil der Asepsis, der aber Disziplin erfordert und geschult sein will. Auch der Gummihandschuh kann für diesen Zweck, den Schutz der Hand vor keimhaltigem Material, von großem Nutzen sein. Der andere Teil, die Vorbereitung der Hand für den Eingriff, wird durch die Verhältnisse sehr begrenzt sein. Wollen wir mit reichlicher Zeit im Sprechzimmer operieren, dann werden wir uns den Methoden der Klinik möglichst annähern, also Reinigung mit heißem Wasser, Bürste und Seife 10 Minuten lang, und dann 5 Minuten lang mit Alkohol, der durchaus brauchbar ist, wenn er vergällende Substanzen enthält. Zieht man nach der mechanischen Reinigung die Sublimatlösung 1:5000 vor, so ist dagegen nichts zu sagen; es muß nur sorgfältig alle Seife von der Hand abgespült sein. Die Händedesinfektion wird wesentlich anders aussehen, wenn wir im Bauernhaus oder auf einer Unfallstelle operieren müssen, und dann wird oft genug eines von beiden, die mechanische Reinigung *oder* die Alkoholwaschung genügen müssen. Auch der Seifenspiritus ist für solche Notdesinfektion durchaus zu erwägen, ebenso kann der *schnell übergestreifte, sterile* Gummihandschuh für diese Situation sehr willkommen sein. Und schließlich werden Fälle übrigbleiben, bei

denen wir mit nicht einwandfreier Hand lieber rasch und entschlossen
zugreifen, als daß wir einen Menschen aseptisch verbluten lassen.

Die *Haut des Operationsgebietes* ist ebensowenig zu sterilisieren wie
die der Hand. Die herrschende Methode der Vorbereitung ist auch heute
noch der Anstrich mit 5 proz. Jodtinktur, d. h. die offizinelle mit gleichen
Teilen absoluten Alkohols verdünnt. Die Flasche muß gut verschlossen
gehalten werden, da sonst das Lösungsmittel verdunstet und die Konzentration zu hoch wird. Zu alte Lösungen reizen die Haut, machen leicht
Jodekzem, und sollen deshalb nicht mehr benutzt werden. Die Pinselung
mit Jodtinktur ist zweifellos gut und richtig und von genügender Wirksamkeit. Die Verwendung eines 3 proz. Thymolalkohols in derselben
Weise steht ihr nicht nach. Neuerdings wird Dijocol viel verwendet.
Über dieser einfachen und mit Recht sehr gelobten Methode des einfachen
Anstrichs mit antiseptischen Mitteln ist die ganz primitive Sauberkeit
etwas zu kurz gekommen. Besonders die Braunfärbung des Jodanstrichs
ist in dieser Beziehung erziehlich unvorteilhaft gewesen und hat manchen
Schmutz verdeckt, den wir vor chirurgischem Handeln besser entfernt
hätten. Säuberung und Rasieren der Haut wird durch Jod- oder Thymol-
pinselung nicht überflüssig gemacht; das darf keinesfalls vergessen
werden. Die Jodtinktur kann die Verhältnisse des Operationsfeldes sehr
störend beeinflussen: ein Nävus, ein Varix, ein Hämangiom wird un-
sichtbar. Dagegen gibt es ein sehr hübsches Verfahren: man markiert
sich den beabsichtigten Hautschnitt vor dem Jodanstrich mit einem
feuchten Höllensteinstift. Dann fällt durch den Jodanstrich weißes
Jodsilber aus und die markierte Stelle ist gut zu erkennen.

Die *Asepsis* ist heute die herrschende Methode im Operationssaal,
wo es gilt, operativ eine Wunde zu setzen unter *den* Verhältnissen und
zu *dem* Zeitpunkt und an *der* Stelle, die wir bestimmen. Sie ist überschätzt worden, und sie versagt, wenn eine Gelegenheitswunde vorliegt,
die bereits durch den Akt der Verletzung infiziert ist oder doch infiziert
sein kann. Und für diesen zweiten Fall wird immer der Wunsch nach
einem aktiven Vorgehen rege bleiben. Was wir heute leisten können,
war angedeutet bei der Besprechung der Antisepsis. Wir werden uns
mit der Versorgung der frischen Wunde noch einmal zusammenfassend
zu beschäftigen haben.

Es ist also gut, grundsätzlich zu trennen:

Die *Operationswunde*, die unter bestimmbaren Bedingungen von uns
gesetzt wird, verläuft nach den Regeln der Asepsis; der Kampf mit
den Keimen der Infektion ist außerhalb dieser Wunde ausgetragen,
noch ehe diese Wunde existiert. Sie entsteht innerhalb eines Zaunes,
der das aseptische Wundgebiet von der keimhaltigen Umwelt trennt.

Die *Gelegenheitswunde* ist als infiziert zu betrachten, ein Kampf
mit den Infektionserregern kann sich also nur innerhalb der Wunde im

Sinne der Antisepsis abspielen. Dieser kann physikalische wie chemische Mittel verwenden. Eine aseptische Wundbehandlung allein wird nicht genügen, um eine bei der Verletzung bereits erfolgte Besiedelung mit krankmachenden Keimen wirksam zu bekämpfen.

Die aseptische Operation.

Die *aseptische Operation* ist heute ein geschlossenes System von Maßnahmen, die, richtig durchgeführt, mit einer gewissen Sicherheit den Erfolg garantieren. Im einzelnen wird die *Vorbereitung zu einer aseptischen* Operation aus einer ganzen Reihe von Handlungen bestehen.

Der *Patient* wird rasiert und dann gebadet; kurz vor dem Eingriff wird das Operationsgebiet und seine Umgebung mit 5proz. Jodtinktur oder 3proz. Thymolspiritus angestrichen.

Die *Operationswäsche* — Mäntel für alle Beteiligten, Tücher als Unterlage für die ausgebreiteten Instrumente, ein großes Schlitztuch zum Abdecken des Operationsgebietes — sind vorher im Dampfsterilisator 1 Stunde lang dem strömenden Dampf ausgesetzt worden. Eine zweite Trommel ist ebenfalls sterilisiert; diese enthält die *Verbandstoffe*: Kompressen, Tupfer, Mullbinden, einige Rollen Zellstoff und einige Platten Zellstoff, die in verschiedenen Größen als direkte Bedeckung der Wunde in Mull eingeschlagen sind. Die *Instrumente* werden in der Regel unmittelbar vor dem Eingriff sterilisiert oder sie sind in sterilem Tuch keimfrei aufgehoben worden. Sie werden 10 Minuten lang in 1proz. Sodawasser gekocht, die Schneiden der Messer umwickelt, Scheren und Klemmen geschlossen. Drainrohre werden gemeinsam mit den Instrumenten ausgekocht. Dann wird alles auf sterilem Tuch ausgebreitet, entweder mit schon desinfizierten Händen oder mit sterilen Kornzangen, die in einem Glase mit 3proz. Lysollösung aufrecht stehen. Das Instrumentarium zur Lokalanästhesie ist in einem besonderen Kocher ohne Sodazusatz sterilisiert, die Spritzen auseinandergezogen, in Mull eingewickelt und kalt angesetzt. Das Catgut wird steril der Trockenpackung entnommen, die Seide dem Glas mit Sublimatlösung.

Die *Händedesinfektion* ist das letzte. Die erstrebenswerte Methode ist die 10 Minuten lange mechanische Reinigung in heißem Wasser mit Bürste und Seife, und dann 5 Minuten lang Abreiben mit Alkohol. Auf die Behelfsverfahren und die Bedeutung der Gummihandschuhe war oben hingewiesen. Es mag noch einmal betont sein, daß Schulung auf „fingerloses" Arbeiten unter allen Umständen der Asepsis zugute kommt: im infizierten Gebiet halten wir damit die eigene Hand sauber, bei aseptischer Operation bewahren wir steriles Gewebe vor der Berührung mit unsteriler Körperoberfläche. Soweit die *Asepsis der aseptischen Operationen.*

Behandlung der Gelegenheitswunde.

Wie verhalten wir uns der infizierten oder suspekten Wunde gegenüber? Wie bei notorisch infektiösen Prozessen, die wir operativ angreifen müssen? Wie versorgen wir eine frische Wunde? Welche Mittel der Wundbehandlung stehen uns später im Verlauf der Wundkrankheit zur Verfügung?

Es war gesagt, daß die Asepsis für diese Fälle keine ideale Methode sein kann; denn die Infektion, welche sie verhindern will durch den Zaun ihrer Maßnahmen, ist ja bereits da. Zunächst wollen wir daran festhalten, daß Instrumente und Verbandstoffe unter allen Umständen sterilisiert sein sollen, auch bei der Behandlung der suspekten oder infizierten Gelegenheitswunde. Es besteht sonst die Gefahr, neue und andersartige Keime in den Prozeß hineinzutragen. — Anders steht es mit der Vorbereitung der Haut. Es soll ein Furunkel, ein Abszeß gespalten werden; hat es da wirklich Zweck, die Haut mit Jodtinktur anzustreichen? Die Frage kann jedenfalls diskutiert und verschieden beantwortet werden. Wem der Anstrich zur Vollständigkeit des Verfahrens unentbehrlich erscheint, mag ihn ruhig anwenden. — Ebenso werden wir in diesen Fällen von der ganz strengen Händedesinfektion Abstand nehmen dürfen. Gewiß wird der Arzt, der zu irgendeinem operativen Eingriff schreitet, mag dieser noch so geringfügig sein, das Operationsgebiet noch so infiziert sein — sich die Hände gründlich waschen, wie stets, wenn er einen Patienten berührt; aber von den weiteren Maßnahmen werden wir Abstand nehmen dürfen, besonders dann, wenn wir uns geschult haben, bei solchen Eingriffen „fingerlos“ zu arbeiten, *nichts zu berühren, was in die Wunde oder was aus der Wunde kommt.*

Die Versorgung der *frischen Gelegenheitswunde* war bereits grundsätzlich besprochen. Die primäre Excision innerhalb der Inkubationsfrist von 6—8 Stunden bleibt das Ziel der Wundversorgung. Ihre Grenzen waren erwogen. Unter den gleichen Bedingungen der Frischheit der Wunde ist die chemisch-antiseptische Wundbehandlung wohl zu begründen, ihre Beschickung mit Jodtinktur, Phenolcampher, Jodoform, Vioform, Dermatol, Airol, Chloramin, Vuzin oder Rivanol zu empfehlen. Die Schädigung des Wundbodens durch diese Gifte kann in Kauf genommen werden, wenn Aussicht besteht, die noch oberflächlich befindlichen pathogenen Keime damit zu vernichten oder wirksam zu schädigen.

Die Vorstellung der Wundinkubation beruht auf der Tatsache, daß die Bakterien beim Übergang von der Außenwelt in den verletzten menschlichen Körper eine bestimmte Frist brauchen, um sich den neuen Lebensbedingungen anzugleichen. Diese Notwendigkeit fällt fort, wenn die Keime bis zum Einbruch in die Wunde gar nicht in fremder Außenwelt, sondern unter gleichen oder ähnlichen Bedingungen existiert haben, wenn sie also aus einem anderen menschlichen oder tierischen Körper einfach übersiedeln. Ein typischer Fall ist die Verletzung des Arztes bei einer Operation oder Sektion. Auch die Bißverletzungen gehören hierher, die Wunden, die beim Hantieren mit Fleisch und Fisch vorkommen, auch die Verunreinigung von Wunden mit tierischen Abgängen, schließlich die Verletzungen im Laboratorium mit Bakterienkulturen. In allen diesen Fällen müssen die Keime als „vorgekeimt" betrachtet werden. Sie sind also an die Inkubationsfrist nicht gebunden; die Methode, die sich auf dieser Vorstellung aufbaut, ist damit nicht mehr ausführbar. Die hier geschilderten Verletzungen, auch die Bißwunde, dürfen also im Sinne der FRIEDRICHschen Behandlung überhaupt nicht als „frisch" angesehen werden, auch wenn sie eben erst entstanden sind.

Es bleibt die Frage zu beantworten, wie die Wunde zu behandeln sei, bei welcher aus irgendeinem der aufgezählten Gründe die totale Wundausschneidung und damit die völlige operative „Desinfektion" nicht möglich ist. Und es muß gleich gesagt werden, daß es sich um einen sehr großen Prozentsatz der Gesamtverletzungen handeln wird, zumal im Kriege. Bei großen Zertrümmerungen werden die anatomischen Grenzen bald erreicht sein, Schwierigkeiten des Abtransportes und der Bergung werden schnell die Inkubationsfrist verstreichen lassen, unter den äußeren Bedingungen des Krieges, zumal bei gehäuften Zugängen, wie auch bei Massenunglücken im Frieden werden die technischen Möglichkeiten leicht überschritten sein. Für diese Fälle gilt als Regel, daß auch sie operativ zu versorgen sind. Nur ist das Ziel hier nicht die Befreiung der Wunde von den eingedrungenen Keimen, sondern die Herstellung möglichst günstiger Wundverhältnisse schlechthin. Grobe Verunreinigungen werden entfernt, gequetschte und schlecht ernährte Gewebsteile werden abgetragen, tiefe Taschen werden erweitert und wenn nötig unter Anlegung von Gegenöffnungen drainiert. Der falsche Ausdruck „Tampon" sollte ganz vermieden werden; der Sinn ist nicht das Ausstopfen der Wunde, sondern die Ableitung der zu erwartenden Absonderung. Der „Docht" aus Mull kann diesem Zweck ebenso dienen wie ein Rohr aus Gummi oder Glas.

Verfahren der Wundversorgung.

Der Ernstfall wird sich demnach so gestalten, daß bei einer frischen und ausschneidbaren Verletzung die Umgebung der Wunde nach Entfernung der Haare gereinigt und mit 5proz. Jodtinktur desinfiziert wird. Dann wird durch Umspritzung eine örtliche Betäubung angelegt, und nun die Wunde von außen nach innen zu mit Rand und Grund herausgeschnitten. Dabei ist darauf zu achten, daß kein Instrument, und erst recht kein Finger, sowohl die alte wie die neue Wunde berührt; die ursprüngliche Wunde trägt die Keime auf ihrer Oberfläche, die neue soll davon frei sein. Eine abwechselnde Berührung beider kann die ganze Methode illusorisch machen. Am besten legt man sich sehr reichlich Instrumente zurecht, um fortlaufend die gebrauchten durch frische ersetzen zu können.

Ist die Excision rechtzeitig und lückenlos gelungen, kann die neue Wunde als zuverlässig keimfrei angesehen werden, so ist die Frage der *Wundnaht* zu erörtern; und diese Frage ist wichtig genug. FRIED-RICH hatte aus seinen Untersuchungen den Schluß gezogen, daß bei totalem Gelingen seines Verfahrens die Wunde nach der Ausschneidung keimfrei und damit durch Naht verschließbar sei. Wenn diese Auffassung auch grundsätzlich richtig ist, und wenn auch ungezählte Gelegenheitswunden nach Excision und Naht primär verheilt sind, so ist doch andererseits durch unsachgemäßes Vorgehen und durch Zunähen von nicht völlig desinfizierten Wunden viel Unheil geschehen. Die Methode erfordert eine große Erfahrung und ein sehr gutes Können. Der Verletzte muß sorgfältig beobachtet, die Wunde gut gepflegt werden. Es ist daher dem Anfänger und dem wenig Erfahrenen von einem völligen Verschluß der Gelegenheitswunde auch dann abzuraten, wenn er von einer gelungenen Sterilisierung der Wunde überzeugt ist, zumal wenn eine grobe Verschmutzung vorgelegen hat. Excision und Naht gehören nicht unbedingt zusammen. Daß gegen eine weitere Sicherung der Methode durch Hinzufügen der chemischen Antisepsis nichts einzuwenden ist, und daß sie unter bestimmten Bedingungen, so beim Erreichen der anatomischen Grenzen durch Beteiligung eines Knochens oder Eröffnung einer Höhle, sogar empfohlen werden kann, sei noch einmal gesagt.

Bei der nichtexcidierbaren Wunde wird sich der Ernstfall so gestalten, daß die operative Versorgung, die „Wundtoilette", nur günstige Bedingungen für die nichtvermeidbare Infektion herstellen soll. Der Unterschied gegen den Gedanken der operativen Sterilisierung durch Entfernung von Rand und Grund mitsamt den anhaftenden Keimen ist einleuchtend. Und doch berühren sich die beiden Methoden durchaus und werden in manchen Fällen, so bei den riesigen Trümmerwunden nach Granatsplitterverletzungen, sogar ineinander übergehen und sich praktisch überschneiden. Bei der Säuberung dieser großen, grobverschmutzten Wunden ist das *Wasserstoffsuperoxyd* ein wertvolles Hilfsmittel. Die offizinelle 3proz. Lösung wird hineingegossen, der Sauerstoff schäumt auf und reißt den Schmutz mit heraus. Auch im späteren Wundverlauf kann das Medikament nützlich sein, um festklebende Verbandstoffe schonend und schmerzlos abzulösen. Dagegen eignet es sich nicht zu feuchten Verbänden, etwa mit dem Gedanken einer fortgesetzten Sauerstoffübertragung auf die Wundgewebe. Das

Wasserstoffsuperoxyd wird bei der Berührung mit organischer Substanz fast augenblicklich zerstört; und was übrigbleibt, ist ein Verband mit saurem Wasser.

Verband, Fixation, Verbandwechsel.

Nach Versorgung der Wunde und ihrer Ränder, gegebenenfalls nach Stillung einer Blutung, wird der *Verband* angelegt. Tiefe Taschen waren mit einem gelochten Gummirohr drainiert, im übrigen wird die infizierte oder suspekte Wunde mit Mull gefüllt, der durch seine Masse die Ränder auseinanderhält und durch die Capillarität der vielen Fäden mit ihrer großen Oberfläche die Wundsekrete ableitet. An den Gebrauch des Begriffes „Docht" statt des mit Recht beanstandeten Tampons sei noch einmal erinnert. Ist die Wunde frisch, also nicht über 8 Stunden alt, aber nicht excidierbar, dann wählen wir Jodoformmull und treiben damit bewußt Antisepsis. Über den Docht kommt Mull und dann Zellstoff; Watte ist völlig entbehrlich. Ist kein steriles Verbandzeug zur Hand, dann ist ein frisch gebügeltes Wäschestück ein Notbehelf.

Ist die Wunde bedeckt, dann erhebt sich die Frage der *Fixation,* die dahin entschieden werden kann, daß es im Zweifelsfall für den praktischen Arzt immer richtig ist, eine Schiene anzuwickeln. Ist der Wundverlauf glatt, so hat sie nichts geschadet; bereitet sich eine Infektion vor, so ist sie von ungeheurer Wichtigkeit. *Sorge für guten Sekretabfluß und feste Fixation,* damit kommen wir den Kräften des Körpers am besten zu Hilfe. Als *Schienenmaterial* ist alles recht, was zur Hand ist: Pappe, Holz, Blech. Als Fingerschiene ist der hölzerne Mundspatel sehr brauchbar. Wichtig ist die gute Polsterung, besonders an den Kanten und dort, wo ein Knochen der Schiene nahekommt. Der Verband wird häufig zu stramm angewickelt oder durch Anschwellen des Gliedes wird der Verband nachträglich zu eng. Klagt der Patient darüber oder gibt er an, daß die Schiene drückt, so muß der Verband unbedingt abgewickelt und erneuert werden. Abgesehen von den Beschwerden, die unerträglich werden können, bedeutet ein zu fester Verband eine ernste Gefährdung des Gliedes. Die Stärkebinde ist für diese Verbände durchaus entbehrlich und sogar wegen der Neigung, sich beim Trocknen sehr fest zu ziehen, zu widerraten.

Die *Häufigkeit des Verbandwechsels* will genau erwogen sein. Im allgemeinen wird zu oft verbunden; die Wunde kommt nicht zur Ruhe und dem Patienten werden unnütz Schmerzen verursacht. Der erste Verband nach Versorgung einer Wunde oder nach Spaltung eines Abscesses kann 48 Stunden liegen, wenn nicht Umstände eintreten, die einen früheren Wechsel erfordern: heftige Schmerzen, Fieber, Lymphangitis. Ein aseptischer Verband auf genähter Wunde hat, bei offenbar glattem Verlauf, sogar bis zum siebenten Tage Zeit, bis die Fäden herausgenommen werden. Ein feuchter Verband wird alle Tage gewechselt.

Im übrigen ist es natürlich Erfahrungssache, wie oft man glaubt, eine Wunde kontrollieren zu müssen. Nehmen wir z. B. eine Osteomyelitis, die aufgemeißelt ist; die Wunde granuliert, die Temperatur ist normal, das Bein liegt gut und bequem in der Schiene; da ist es völlig unnötig, öfter als zweimal in der Woche den Verband zu erneuern, besonders dann, wenn der Verbandwechsel sehr schmerzhaft ist. Lassen sich große Schmerzen beim Verbinden nicht vermeiden, so ist eine Narkose sehr ernstlich in Erwägung zu ziehen. Es ist nicht einzusehen, warum man bei jeder Operation die Anästhesierung für selbstverständlich hält, um dann einen ebenso schmerzhaften Verbandwechsel bei vollem Bewußtsein auszuführen.

Der *feuchte Verband* war bereits berührt, das übliche Medikament ist die essigsaure Tonerde in 1 proz. Lösung. Da der Liqu. alumin. acet. 8 proz. ist, so wird er noch achtmal verdünnt, also 2 Eßlöffel auf $^1\!/_4$ l Wasser. Daß dieser Verband nicht antiseptisch ist, das ist gleichgültig. Die Zeit, in der ein Wundmittel nach dem Grade seiner bactericiden Eigenschaften bewertet wurde, ist vorüber. Die Hauptsache dürfte die adstringierende Wirkung sein. Wenn wir empirisch wissen, daß unter feuchtem Verband sich schmierige Beläge abstoßen, Granulationen sauber werden, daß trockene Wunden zu eitern beginnen, daß Infiltrate weich werden, daß schließlich — und dies Argument ist sehr wesentlich — die Kranken angeben, daß sie sich wohler fühlen und weniger Schmerzen haben, dann werden wir bestimmt den feuchten Verband anwenden, sogar mit wasserdichtem Stoff. Es ist nicht zu bezweifeln, daß in der Hyperämie dieser feuchten Kammer manche Wunden sich wohlfühlen und gut entwickeln. Auch *vor* der Incision kann der feuchte Verband nützlich sein; ein Infiltrat erweicht, und wir sehen, wo wir auf Eiter kommen werden. Mancher Furunkel wird unter feuchtem Verband überhaupt ohne Spaltung ablaufen. Daß der Alkoholverband einen wesentlich anderen Sinn hat, und daß der Verband mit Wasserstoffsuperoxyd nur ein Verband mit saurem Wasser ist, war bereits gesagt.

Die Medikamente, mit denen wir den Verlauf einer Wunde beeinflussen können, sind im übrigen beschränkt. Sie sind im wesentlichen *Reizmittel*, mit denen wir eine Wunde zu intensiverer Arbeit anregen. Wohl das wichtigste von ihnen ist das Arg. nitric., der *Höllenstein*; er wird benutzt in Substanz als Stift, in Lösung und als die Wundsalbe von BILLROTH (Arg. nitr. 1,0; Balsam. peruv. 10,0; Vaselin. ad 100,0). Wir dürfen uns die Wirkung wohl so vorstellen, daß die obersten Schichten der schlaffen Granulationen bis zur Nekrose geschädigt werden, und daß die Aufgabe, diesen „Schorf" zu demarkieren, die tieferen Schichten zu einer intensiveren und gesünderen Lebenstätigkeit zwingt, Hyperämie verursacht und die Leukocyten anregt.

Der *Salbenverband* an sich ohne Zusatz von Medikamenten mit
Vaselin als Grundlage ist ebenfalls ein Mittel der Wundbehandlung.
Die Salbe regt die Granulation an, wobei vielleicht das Sekret, das sich
notwendigerweise auf der Oberfläche in vermehrter Menge sammelt,
eine gewisse Rolle spielt. Eine verstärkte Salbenwirkung kommt durch
das *Granugenol* zustande. Die Salben mit tierischen und pflanzlichen
Fetten als Grundlage haben insofern eine ganz andere Wirkung, als
sie in den Körpersäften verseifbar und damit löslich sind. Sie entlassen
die in ihnen suspendierten Medikamente nach Maßgabe dieser Löslichkeit
zur Einwirkung auf die Wunde, während das Vaselin einen unlöslichen,
undurchdringlichen Film auf der Wunde bildet, unter welchem das
Wundsekret stehenbleibt. Ist die Wunde in genügender Granulation
und soll die *Epithelisierung* beschleunigt werden, so ist das Scharlachrot
ein brauchbares Medikament; auch die *Pellidol-Salbe* ist für diesen Zweck
ernsthaft in Erwägung zu ziehen.

Transplantation.

Ein ganz anderer Weg, Defekte zu ersetzen, ist der der *Transplantation*. Über die Wege der Alloplastik (totes Material), Heteroplastik
(fremdes lebendes Material, also vom Tier), Homoioplastik (artgleiches
lebendes Material, also von einem anderen Menschen), sind die Akten
geschlossen: sie sind alle drei praktisch ungangbar, abgesehen von der
Bluttransfusion mit ihren besonderen Bedingungen und den Verpflan-
zungsmöglichkeiten bei eineiigen Zwillingen, die wegen der Seltenheit
des Zusammentreffens praktisch kaum von Bedeutung sind. Die einzige
brauchbare Methode ist die *Autoplastik*, die Transplantation aus dem
eigenen Körper. Für den praktischen Arzt hat nur die Überpflanzung
von Haut Bedeutung, und hier wiederum die Verfahren von THIERSCH
oder REVERDIN. Mit einem sehr scharfen Messer wird die Epidermis
horizontal so gespalten, daß die tiefen Lagen auf der Spendestelle sitzen-
bleiben und den Boden für die sofort einsetzende Regeneration abgeben.
Die oberen Lagen werden abgehoben und, mit der Wundfläche nach
unten, auf die sauberen Granulationen aufgelegt. Es gelingt so, die
Heilung außerordentlich abzukürzen. Oder aber, man entnimmt mit
scharfem Messer etwa 4—6 mm große runde Hautläppchen, die man
durch Anstechen mit einer Nadel hochgehoben hat. Sie enthalten noch
die obersten Lagen der Cutis, sind aber dicker als die THIERSCHschen
Lappen. Diese kleinen Transplantate werden dann dicht nebeneinander
auf eine granulierende Fläche gelegt. Zu erwähnen wäre noch die
Pfropfung nach BRAUN: mit scharfem Messer werden feine THIERSCH-
sche Läppchen gebildet und mit der Schere zerkleinert. Diese Epidermisteilchen werden mit einer Splitterpinzette in die Granulationen ein-
gepflanzt. Nach einigen Tagen entwickeln sich aus diesen Stecklingen

Epithelinseln, die sich schnell vergrößern und die Überhäutung einer Wundfläche sehr beschleunigen können. Der Vorteil der Methode liegt darin, daß sie auch bei noch bestehender stärkerer Sekretion anwendbar ist; die in die Granulationen versenkten Epidermisteilchen haften sehr fest und werden nicht so leicht abgeschwemmt wie die aufgelegten Läppchen von THIERSCH oder REVERDIN.

Schmerz und Schmerzbekämpfung.

Der *Schmerz und seine Bekämpfung* nimmt neben der Blutung und der Infektion im Rahmen der Wundbehandlung eine sehr wichtige Stellung ein, nicht allein aus menschlichen Gesichtspunkten; auch das rein ärztliche Handeln wird erleichtert und oft sogar erst ermöglicht, wenn die Schmerzempfindung am Orte dieses Handelns betäubt ist. Wir unterscheiden die *Allgemeinnarkose*, die *Lokalanästhesie* und die medikamentöse Bekämpfung der Schmerzen durch anderweitige Applikation, also im wesentlichen durch *Morphium*.

Narkose.

Die *Narkose* verlangt, wenn irgend möglich, eine gewisse Vorbereitung des Patienten. Für die voraufgehende Nacht wird zweckmäßig ein Schlafmittel gegeben (1,0 Adalin oder 0,5 Veronal); am Morgen sehr sorgfältige Mundpflege und keine Nahrungsaufnahme. Kommt der Kranke mit vollem Magen zur Narkose, dann hebert man ihn besser aus. Der Wert der Morphiumspritze, mit oder ohne Atropin, ist bestritten; sicherlich ist der Vorteil gering, während der Nachteil, daß die Pupillenbeobachtung unsicher wird, besonders für den wenig Geübten schwer ins Gewicht fällt. Außerdem wird der Zustand beim Aufwachen — der Nachschmerz und die Erregung — die Möglichkeit, *jetzt* eine Spritze zu geben, sehr erwünscht machen. Es wird nachgesehen, ob der Mund des Kranken leer ist, ein künstliches Gebiß herausgenommmen und gut verwahrt, lose Zähne, die etwa aspiriert werden können, nach Einwilligung gezogen, beengende Kleidungsstücke und Haarnadeln entfernt. Herz, Lungen und Urin sollen genau untersucht sein. Der Patient wird noch einmal aufgefordert, Urin zu lassen; eine unwillkürliche Blasenentleerung in der Excitation bei einem ambulanten Patienten ergibt eine peinliche Situation. Es darf kein Kranker narkotisiert werden, dessen Namen der Arzt nicht kennt, und man soll nie ohne Zeugen narkotisieren, vor allem nicht Frauen.

Als *Instrumentarium* genügt eine Maske, die man sich nach LEXER aus einem zugeknöpften Stehkragen und einem darübergelegten Taschentuch improvisieren kann, ein Kiefersperrer, am besten das Modell von ROSER-KÖNIG, eine Zungenzange, an deren Stelle auch eine Tuchklemme oder eine Kugelzange treten kann, eine feste Kornzange mit Tupfer zum Auswischen von Mund und Rachen und schließlich die Tropfflasche, die sich im Notfall dadurch herstellen läßt, daß man zwischen Korken und Hals einer gewöhnlichen Flasche ein Stück Bindfaden einklemmt und daran entlang tropfen läßt.

Die Narkose schlechthin ist für den praktischen Arzt die *Äthertropfnarkose*, und diese wird als typisch zu schildern sein. Der Patient kommt in bequeme Rückenlage, er wird aufgefordert, tief und ruhig zu atmen, sich auf die Atmung zu konzentrieren und, wenn er will, zu zählen. Ein paar freundliche, warm und ruhig gesprochene Worte können in diesem Augenblick beiden Teilen die Situation sehr erleichtern. Dann wird in rascher Folge die trocken aufgelegte Maske betropft. Sobald der Kranke Erstickungsgefühl äußert, wird die Maske vollständig entfernt; allmählich schwindet das Bewußtsein, und der Patient schläft ein. Je nach Anlage und Temperament verläuft dies Stadium mit mehr oder weniger *Excitation*; bald tritt völliger Schlaf ein. Von nun an gleicht der Kranke mit seinen Lebensäußerungen einem tief Schlafenden: die Atmung ist regelmäßig, manchmal schnarchend, der Puls ruhig, voll und langsam, die Reflexe sind im allgemeinen erloschen, die kleine Pupille jedoch reagiert noch auf Lichteinfall. In diesem Stadium innerhalb der *Narkosenbreite* muß der Patient mit möglichst wenig Narkoticum gehalten werden; und das ist die Kunst des Narkotisierens. Ein Nachteil des Äthers ist die Wirkung auf die oberen Luftwege. Die Schleimabsonderung nimmt zu, die Gefahr einer Bronchitis oder einer Bronchopneumonie ist durchaus in Rechnung zu stellen. Beim Aufwachen erfolgt dann meist noch einmal eine Excitation.

Die *Chloroformnarkose* verläuft ganz ähnlich; nur ist sie ganz erheblich gefährlicher, und zwar vom Herzen aus. Die Möglichkeit der Überdosierung ist sehr viel größer. Doch ist hervorzuheben, daß kleine Kinder etwa bis zum Ende des 2. Jahres das Chloroform sehr gut vertragen und mit sehr geringen Mengen (2—5 g) zu narkotisieren sind. Da gerade sie unter Äther der Pneumoniegefahr besonders ausgesetzt sind, so ist für dies Alter das Chloroform vorzuziehen. Auch in der Kriegschirurgie darf die Bedeutung des Chloroforms als Narkoticum aus verschiedenen Gründen nicht unterschätzt werden; der Äther ist sehr feuergefährlich, es müssen sehr große Mengen mitgeführt werden, die Gefahr für die Luftwege ist, zumal bei schon erkälteten Patienten, sehr ernst zu nehmen. Trotzdem ist immer zu beachten, daß die unmittelbare Gefahr bei der Narkose mit Chloroform größer ist. Als Medikament ist es viel empfindlicher als der Äther; eine Flasche, die länger als 24 Stunden geöffnet war, darf keinesfalls mehr benutzt werden. Auch ist bei Anwendung des Chloroforms Vorsicht mit offener Flamme geboten. Es zersetzt sich, und das entstehende Phosgen macht sehr unangenehme und sogar gefährliche Erscheinungen bei allen Anwesenden. Der Äther verträgt sich erst recht nicht mit offener Flamme wegen seiner Feuergefährlichkeit (Ätherdämpfe sind schwer und senken sich nach unten).

Außer dem tiefen Schlaf der Narkose besteht noch eine Möglichkeit des analgetischen Operierens. Im Beginn der narkotischen Wirkung mancher Medikamente läuft ein kurzer Vorgang ab, den wir als *Rausch* bezeichnen. Der Patient ist nicht ganz bewußtlos; er ist auch sofort wieder wach und orientiert, er schreit wohl auch während des Eingriffs, berichtet hinterher Äußerungen, die er gehört hat, aber Schmerzen empfindet er nicht; und für kurze Eingriffe — Incisionen, Reposition von Luxationen, Extraktion eines Nagels — ist dieser Rausch die Methode der Wahl. Die Medikamente sind der *Äther* und ·das *Äthylchlorid*.

Für den *Ätherrausch* brauchen wir die Maske von JUILLARD; sie ist erheblich größer als die Tropfmaske von SCHIMMELBUSCH und mit BILLROTH-Battist abgedichtet. Eine Menge von 50 ccm wird in die Maske eingeschüttet, dann wird das Überschüssige durch Aufschlagen des Maskenrandes auf das Knie entfernt. Nun wird die Maske aufgelegt, und sobald das Erstickungsgefühl auftritt, noch einmal entfernt. Dieser Griff gehört unbedingt zum Ätherrausch. Das Gefühl der Erstickung tritt regelmäßig ein; und das Erzwingen des nächsten Atemzuges aus der Maske unter Festhalten des geängsteten Patienten hat die Methode unverdienterweise in Mißkredit gebracht. Das Abpassen des richtigen Momentes für den Eingriff ergibt die Erfahrung; die Beobachtung der Muskelspannung, das Aufhören des Zählens kann die Erkennung erleichtern. Ein Nachteil des Äthers ist hier, wie bei der Tropfnarkose, die Wirkung auf die oberen Luftwege.

Der *Chloräthylrausch* ist ebenfalls für die Praxis eine brauchbare Methode. Das Medikament ist erhältlich in den Flaschen, die für das Aufspritzen zur anästhesierenden Kältewirkung konstruiert und die auch zur Ausführung des Rausches brauchbar sind. Eine Maske ist entbehrlich, ein Tupfer oder Wattebausch, den man in die Hand nimmt und auf den das Chloräthyl aufgetropft oder aufgespritzt wird, genügt für den Zweck. Der Chloräthylrausch eignet sich nur für ganz kurze Eingriffe; er darf keinesfalls in eine richtige Narkose übergehen. Ist das nötig, so muß mit Äther fortgefahren werden. Außerdem ist das Äthylchlorid gefährlich, sobald eine Excitation auftritt; ist dies der Fall, so muß auch sofort abgebrochen werden. Schließlich ist es nicht unbedenklich, bei Kindern das Medikament zu verwenden. Mit diesen drei Einschränkungen ist der Chloräthylrausch so wenig gefährlich, daß er empfohlen werden kann.

Narkosestörungen.

Ganz gefahrlos ist keine Betäubung, und die *Narkosestörungen* verlangen eine sehr ausführliche Besprechung.

Es besteht immer die Möglichkeit, daß der Patient eine *Idiosynkrasie* gegen das Medikament hat; nach wenigen Atemzügen tritt plötzlich der Tod ein; Atem- und Herzstillstand folgen sich fast unmittelbar. Künstliche Atmung, Herzmittel, Herzmassage müssen versucht werden, doch sind Wiederbelebungsversuche fast immer nutzlos. Das Ereignis ist glücklicherweise selten, beim Chloroform zweifellos häufiger als beim Äther; den Arzt trifft keine Schuld.

Eine zweite Gruppe von Störungen betrifft primär die *Atmung*. Der Unterkiefer mit der Zunge sinkt zurück oder ein Fremdkörper im Munde ist übersehen worden: die Atemwege sind *mechanisch verlegt*, der Patient macht Atembewegungen, aber es streicht keine Luft ein, das Gesicht wird blau, das Blut dunkel. Nachdem der Kopf zur Seite gelegt ist, beseitigt das Vorziehen des Unterkiefers die Störung, Öffnen des Mundes mit dem Kiefersperrer, Vorziehen der Zunge, Auswischen von Mund und Rachen, Niederdrücken des Kehldeckels durch den eingeführten Finger (v. BERGMANN). Im äußersten Notfall kann die Tracheotomie lebensrettend wirken.

Ein Zwischenfall ernsteren Charakters ist die *Asphyxie*: das Atemzentrum ist mit narkotisiert, die Atembewegungen hören auf, zunächst bei erhaltener Herztätigkeit. Der Zustand bedeutet eine Überdosierung. Es muß also vor allen Dingen die Maske fort; dann wird sogleich *künstliche Atmung* eingeleitet. Meist werden dabei die Bewegungen zu schnell gemacht; 16 Atemzüge pro Minute ist das richtige Maß. Läßt der Puls nach, so wird Campher gegeben. Ist das Gesicht blaß, macht der Kranke den Eindruck eines Ohnmächtigen, so wird der Kopf tief gesenkt. Dem Lobelin (INGELHEIM) wird mit Recht eine medikamentöse Beeinflussung und Anregung des Atemzentrums zugeschrieben. Es empfiehlt sich deshalb, das Mittel im Operationssaal stets zur Hand zu halten und bei einer Asphyxie zu injizieren.

Tritt in einem der beiden Fälle der Tod ein — durch Erstickung oder durch Überdosierung —, so kann die *Schuldfrage* nicht ohne weiteres verneint werden. Im klinischen Betriebe ist es üblich, sofort ein Protokoll aufzunehmen über die ganze Lage des Falles, die Dauer der Narkose, die Menge des verbrauchten Mittels und dieses mitsamt der versiegelten Flasche dem beamteten Arzt zuzustellen, der dann die weitere Entscheidung trifft. Es kann dem praktischen Arzte nur geraten werden, ebenso zu verfahren.

Durch ungeschickte Lagerung der Patienten kann es während der Narkose zu *Drucklähmungen* kommen; der N. radialis ist besonders gefährdet. Ferner treten durch Begießung mit Äther oder Chloroform

auf der Haut oder gar im Auge *Verbrennungen* auf. Sofortiges Nach-
spülen mit Wasser oder Kochsalzlösung darf in solchem Falle nicht ver-
säumt werden.

Über die *Wahl des Medikaments* ist nicht mehr viel zu sagen:

Chloräthylrausch für sehr kurze Eingriffe; Kontraindikation: Excitation, Kindesalter.

Ätherrausch für etwas längere und tiefere Analgesie. Nachteile: die
Wirkung auf die Bronchien, also Vorsicht bei bestehendem Katarrh
oder Neigung dazu.

Äthertropfnarkose. Normalverfahren für längere Eingriffe. Gefahr
bei Erkrankungen der oberen Luftwege noch größer als beim Ätherrausch.

Chloroformtropfnarkose bei kleinen Kindern und dann, wenn bei
gesundem Herzen Äther von seiten der oberen Luftwege kontraindiziert
ist. Nachteile: die Wirkung auf das Herz und die geringe Narkosenbreite.

Es werden neuerdings eine Reihe von Schlafmitteln, besonders aus
der Reihe der Barbitursäurepräparate, zur Ausführung einer Narkose
verwendet. Für die Praxis sehr bewährt hat sich das *Evipannatrium.*
Da die Lösung nicht haltbar ist, kommt es als Substanz in den Handel
in Mengen von 1,0 g in steriler Ampulle eingeschmolzen. Das zur
Lösung notwendige sterile destillierte Wasser wird in Mengen von
10,0 ccm ebenfalls in steriler Ampulle dazugeliefert. Nachdem beide
Ampullen mit Hilfe der Feile geöffnet sind, wird das Wasser mit einer
10-ccm-Spritze aufgesaugt und in die Ampulle, welche die trockene
Substanz des Medikamentes enthält, hinzugespritzt. Die Auflösung
erfolgt fast augenblicklich; das fertige gelöste Mittel wird nun wieder
mit der Spritze aufgezogen und ist jetzt verwendungsbereit. Eine leicht
gestaute Armvene wird punktiert; und sobald beim Ansaugen Blut in
den Stempel der Spritze steigt, wird die stauende Binde gelöst und das
Mittel ganz langsam injiziert. Es ist durchaus richtig, wenn man für
die ersten 2 ccm eine volle Minute braucht. Die Dosierung ist, wie bei
jeder Narkose, individuell sehr verschieden. Eine brauchbare Regel ist
die, daß nach Eintritt des Schlafes noch einmal die Hälfte der bisher
verbrauchten Menge eingespritzt wird; und dann kann der Rest noch
langsam nachgespritzt werden. Der Schlaf ist völlig ausreichend für
die Einrichtung einer Fraktur oder Luxation, für die Spaltung eines
Abscesses oder eines Panaritiums, für einen schmerzhaften Verbandwechsel. Der große Vorteil ist die Leichtigkeit der Anwendung, die
große Sicherheit und Ungefährlichkeit, die geringe Excitation, das
schnelle und völlige Aufwachen, das Fehlen postnarkotischer Beschwerden wie Erbrechen, Kopfschmerzen. Die Methode ist zweifellos
für die Praxis eine ebenso wertvolle Bereicherung und Erleichterung

wie im klinischen Betriebe und verdient weiteste Verbreitung. Das *Eunarkon* wirkt ähnlich und wird ebenfalls sehr gern angewendet.

Es ist nach jeder Betäubung wichtig, daß der aufwachende Patient nicht unbeaufsichtigt ist. Es können noch nachträglich Atemstörungen auftreten. Auch sind manche Menschen in diesem Stadium zu Gewalttaten geneigt. Der Kranke darf erst allein gelassen werden, wenn er völlig wach und orientiert ist. Und auch dann muß er eine Klingel und eine Brechschale in erreichbarer Nähe haben. Kommen jetzt heftige Schmerzen, so ist eine Morphiuminjektion von 0,01 g eine große Hilfe für die nächsten Stunden. Haben wir sie vor der Operation gegeben, so sind uns die Hände gebunden und wir müssen auf diese Erleichterung verzichten. Im klinischen Betriebe bedeutet das *Avertin* im rectalen Einlauf eine wesentliche Bereicherung. Wieweit es in der Praxis verwendbar sein wird, läßt sich noch nicht übersehen.

Die örtliche Betäubung.

Die *Lokalanästhesie* ist eine Methode, die der praktische Arzt heute in gewissem Umfang beherrschen muß. Die Technik ist für die Bedürfnisse der Praxis durchaus nicht schwierig, die Erleichterung mancher Eingriffe, besonders bei mangelhafter Assistenz oder ungeübter Narkosehilfe, ganz unschätzbar.

Zunächst kann es sehr leicht sein, eine Oberfläche zu betäuben, wenn diese von einer *Schleimhaut* gebildet wird; Einträufeln einer 2proz. Lösung von Cocain in den Konjunktivalsack, Bepinseln des Rachens, der Mund- oder Nasenschleimhaut mit einer 5—10proz. Lösung ruft in wenigen Minuten völlige Anästhesie hervor.

Die *Haut* von der Oberfläche aus unempfindlich zu machen, ist viel schwieriger. Es ist möglich, durch Aufsprühen von Äther oder besser Chloräthyl sehr niedrige Temperaturen auf der Haut zu erzeugen und dadurch eine gewisse Herabsetzung der Schmerzempfindung zu bewirken. Doch hat die Methode große Nachteile. Einmal ist die Anästhesie nie vollständig und ist außerdem sehr kurz. Dann aber ist das Operieren in dem gefrorenen Gewebe sehr schwierig; die Schnittführung durch das fremde Gefühl sehr unsicher. Und schließlich treten beim Auftauen heftige Nachschmerzen auf. Höchstens für die Spaltung einer dünnen Absceßdecke, allenfalls zur Incision eines Furunkels, kann das Verfahren einmal Anwendung finden.

Die eigentliche Methode der örtlichen Betäubung ist die der Injektion von *Novocain-Suprarenin* nach verschiedenen Prinzipien. Was zunächst das *Instrumentarium und seine Behandlung* betrifft, so sind *die* Spritzen zu empfehlen, die nur aus Metall und Glas bestehen. Die Rekordspritze ist in der Anschaffung etwas teuer, im Gebrauch aber bei richtiger Behandlung so haltbar und zuverlässig, daß sich diese Ausgabe lohnt.

Die Spritze wird vor dem Kochen auseinandergenommen und kalt
angesetzt. Es empfiehlt sich, die Spritzen in einem besonderen Kocher
zu sterilisieren, da die übrigen Instrumente in das siedende Wasser
gelegt werden sollen, und da außerdem bei gemeinsamer Sterilisierung
das Glas der Spritzen in Gefahr gerät. Der Hauptgrund für die Trennung
aber ist der, daß *die Instrumente für die Lokalanästhesie keinesfalls mit
Soda in Berührung kommen dürfen.* Auch kleine Mengen von Soda
machen das Novocain mit Sicherheit unwirksam. Die meisten Versager
dieser Methode dürften diesem Fehler zur Last fallen. Hat sich das
Auskochen in Sodawasser durchaus nicht vermeiden lassen, dann müssen
die Spritzen sehr sorgfältig mit Kochsalzlösung oder sterilem Wasser aus-
gespült werden. — Für die *Kanülen* ist ein brauchbares Material der
Kruppsche rostfreie Stahl. Man benutze lange und nicht zu enge Kanülen
und stecke nach dem Gebrauch einen feinen Draht in die Lichtung.

Das *Medikament* für die örtliche Betäubung ist das Novocain der
Höchster Farbwerke; das Tutocain von BAYER bietet keine überzeugenden Vorteile. Beide haben einen Zusatz von Suprarenin, wodurch eine
Verengerung der Gefäße am Ort der Applikation bezweckt und erreicht
wird. Dadurch wird die Resorption des Anaestheticum verzögert und
somit die Wirkung verlängert und die Giftigkeit herabgesetzt; außerdem
wird durch die bestehende Anämie das Operationsfeld blaß und übersichtlich. Der Vorteil der geringeren Blutung ist bei mangelnder Assistenz nicht zu unterschätzen.

Das Präparat wird von den Höchster Farbwerken in Tabletten hergestellt, aus denen man sich die Lösung in gewünschter Menge und
Konzentration selbst herstellt. Das *Lösungsmittel* ist die physiologische
Kochsalzlösung, die fertige Flüssigkeit läßt sich durch Aufkochen noch
einmal sterilisieren, falls man der Keimfreiheit der Tabletten oder der
Kochsalzlösung nicht traut. Für kleinere Mengen sind die Tabletten A,
für größere H zu empfehlen; die Verdünnungen sind immer auf der
Packung vermerkt, Suprarenin ist in richtiger Menge zugesetzt. Für
ganz kleine Mengen (zu Zahnextraktionen usw.) ist es sehr praktisch,
sich zugeschmolzene Ampullen vorrätig zu halten. Das Medikament
ist in dieser Form steril haltbar, man spart sich die Mühe des Ansetzens
so kleiner Mengen, und es bleiben keine Reste, die nicht mehr verwertbar
sind. Lösungen, die länger als 24 Stunden fertig offengestanden haben,
sind nicht mehr brauchbar.

An *Konzentrationen* werden $^1/_2$—2proz. Lösungen verwendet. Je
größer die nötige Menge, desto weiter muß die Konzentration herunter-
gehen; es kommt in bezug auf die Giftwirkung nicht nur auf die
absolute Menge an, sondern auch auf die Stärke der Lösung. Im
übrigen wird bei den Eingriffen, die der praktische Arzt ausführen
kann, eine Überdosierung des Lokalanaestheticum kaum in Frage

kommen. So sind 100 ccm einer 1 proz. Lösung entsprechend 1 g Novocain völlig ungefährlich; und damit kann man schon recht umfangreiche Operationen ausführen.

Die *Technik der Lokalanästhesie* beruht auf zwei prinzipiell verschiedenen Gedanken. Die eine, und zwar die ursprüngliche Methode, ist die *Infiltrationsanästhesie*, die mit Recht den Namen von SCHLEICH trägt. Ihr Sinn ist der, daß im Operationsgebiet die sensiblen Endorgane selbst betäubt werden. Das Operationsfeld wird vollkommen durchtränkt und überschwemmt mit einer dünnen $^1/_2$proz. Lösung; wir schneiden in ein Ödem von anästhesierender Flüssigkeit. Die Technik ist denkbar einfach: die Kanüle wird *außerhalb* des Operationsfeldes eingestochen, und nun das ganze Gebiet, soweit die Schnitte reichen werden, ausgiebig infiltriert. Die Anästhesie tritt sofort ein, der Eingriff kann unmittelbar nach der Injektion beginnen. — Die Methode ist besonders brauchbar, wenn nur in der Haut operiert werden soll, und das wird ja in der Praxis meist der Fall sein. Ein Naevus, ein kleiner Lupusherd, ein Hautcarcinom, ein fühlbarer Fremdkörper — das alles läßt sich in Infiltrationsanästhesie leicht und sicher bewältigen. Von der eingespritzten Flüssigkeit läuft ein großer Teil bei der Operation wieder ab und entgeht so der Resorption. Die Dauer, mit der gerechnet werden kann, beträgt im Mittel 3 Stunden, und das wird wohl stets ausreichend sein. Der Patient muß darauf vorbereitet sein, daß einige Stunden nach der Operation sich heftige Nachschmerzen einzustellen pflegen. Auch Kopfweh, Übelkeit, Erbrechen, starkes Durstgefühl, psychische Erregung sind häufige Folgen solcher Injektionen, gehen aber bald vorüber und reichen nicht entfernt an die Beschwerden nach einer Narkose heran.

Das andere Prinzip ist die *Leitungsanästhesie*; das Operationsgebiet bleibt von den Injektionen unberührt, die Perzeption von sensiblen Reizen durch die Endorgane wird nicht gestört; dafür wird die Reizleitung zentralwärts unterbrochen. Der sensible Nerv wird zwischen Gehirn und Operationsgebiet an irgendeiner Stelle blockiert. Ein Schulfall ist ein Eingriff am Kleinfinger. Die sensible Versorgung geschieht durch den N. ulnaris, und dieser ist hinter dem Epicondylus med. als sog. „Musikantenknochen" stets mit Sicherheit zu tasten. Legen wir hier in den Nerven hinein (endoneural) oder in seine Umgebung (perineural) eine Injektion von Novocain-Suprarenin, so wird die Reizleitung unterbrochen, der Kleinfinger gefühllos. Eine Menge von 3 ccm der 2 proz. Lösung genügt dazu vollkommen. Leider sind die anatomischen Verhältnisse am übrigen Körper nicht so einfach und übersichtlich. Die Anästhesierung des ganzen Armes vom Plexus aus, des Beines durch Blockierung seiner sämtlichen Nerven ist wohl möglich, aber technisch durchaus nicht einfach.

Eine Möglichkeit, ohne genaue anatomische Kenntnis der einzelnen sensiblen Fasern trotzdem eine Leitungsanästhesie auszuführen, liegt in der *Umspritzung*. Das Operationsgebiet wird außerhalb der Schnittlinie mit einem Wall von Novocainödem umgeben. Dann müssen sämtliche Nerven, die vom Operationsgebiet kommen, diese Zone passieren und werden hier leitungsunfähig. Auf diese Weise wird das umspritzte Gebiet anästhetisch. Besonders schön gelingt die Methode an der Kopfhaut, etwa zur Operation eines Atheroms. Aber auch auf der übrigen Haut läßt sich jeder Herd durch Umspritzungsanästhesie entfernen, und so tritt die Methode häufig in Konkurrenz mit dem Infiltrationsverfahren. Sie ist jedoch dadurch überlegen, daß sie das Operationsgebiet selbst unberührt läßt, während die Infiltration die anatomischen Verhältnisse verwischt und unübersichtlich macht.

Eine besondere Art der Leitungsanästhesie ist die *Querschnittsanästhesie* der Extremitäten von HOHMEIER. Möglichst an der dünnsten Stelle wird eine Scheibe der Extremität von der Haut bis zum Knochen völlig infiltriert mit $^1/_2$—1 proz. Lösung, indem von allen Seiten radiär bis zum Knochen vorgedrungen wird unter fortwährendem Einspritzen. Dann müssen wiederum alle Nerven, die von der Peripherie kommen, die Blockadestelle passieren und werden dort leitungsunfähig. Es gelingt auf diese Weise mit absoluter Sicherheit, eine Extremität peripher von diesem Querschnitt unempfindlich zu machen, ohne daß der Verlauf der Nerven im einzelnen bekannt ist. Allerdings sind die Mengen, die man braucht, nicht unbeträchtlich.

Eine sehr reine Form der Leitungsanästhesie ist die *Lumbalanästhesie* von BIER. Es wird zwischen dem 2. und 3. Lendenwirbel eine Lumbalpunktion gemacht. Dazu sitzt der Patient mit möglichst gekrümmtem Rücken quer auf dem Bett oder Tisch, die Punktionsstelle ist desinfiziert. Wir spannen zwischen den beiden Spinae il. post. sup. den Rand eines sterilen Tuches; dort, wo es die Wirbelsäule kreuzt, wird eingestochen. Die Kanüle muß *genau senkrecht* auf der Haut stehen; man macht so leicht den Fehler, daß man schräg nach oben sticht. Sobald der Liquor in Tropfen oder im Strahl ausfließt, wird die Spritze angesetzt. In diese ist unmittelbar vorher das Medikament aufgezogen worden (1,3 ccm der 5 proz. Tropacocainlösung). Nun wird vorsichtig aspiriert, so daß sich in der Spritze das Medikament mit dem Liquor mischt; dann wird langsam injiziert. Beckenhochlagerung ist zu vermeiden. — Die Methode hat bestimmte Gefahren und der praktische Arzt wird sie nur anwenden, wenn Narkose und örtliche Betäubung nicht angängig sind. Für diesen Fall aber muß die Lumbalanästhesie durchaus erwogen werden, so z. B. wenn wir wegen Altersbrand ein Bein absetzen müssen bei schlechtem Herz, chronischer Bronchitis und Emphysem.

Der Weg, durch Arterie oder Vene in der Form der *Gefäßanästhesie* das Medikament in einer Extremität zu verteilen, dürfte in der Praxis keine Rolle spielen.

Abgesehen von der Bekämpfung des Schmerzes während operativer Eingriffe durch Narkose und Lokalanästhesie tritt während des Krankheitsverlaufs die Forderung an uns heran, dem Patienten *Schmerzen zu lindern.* Schon der Zustand beim Aufwachen des Kranken aus der Narkose, beim Aufhören der Lokalanästhesie oder die Angst vor der bevorstehenden ersten Nacht nach der Operation wird den Arzt vor diese Frage stellen. Und diese Frage ist im wesentlichen die des Morphiumgebrauches. Es war gesagt, daß die Spritze *vor* der Operation viel Nachteile hat, und daß wir besser tun, sie uns für die Nachbehandlung aufzuheben. Und kommen jetzt die Nachschmerzen, steht die erste Nacht bevor, dann sollen wir gewiß mit dem Morphium nicht sparen; bedeutet es doch eine ganz wesentliche Erleichterung. Aber die Gefahren dürfen auch nicht unterschätzt werden. Gerade chirurgische Erkrankungen sind nur allzu häufig die Ursache für das Entstehen des Morphinismus. — Oft kommen wir mit etwas Aspirin, Pyramidon, Veramon, Gelonida antineuralgica u. a. auch zum Ziel und können das Morphium vermeiden. Häufig genügt auch die Medikation per os. Jede Spritze will überlegt sein, und doppelt dann, wenn es sich um Kollegen, deren Frauen oder um Schwestern handelt.

Die Wundinfektion.

Das Prinzip *chirurgischer Infektion* war im Rahmen der „Wunde" bereits erläutert worden, bedarf aber noch ausführlicherer Besprechung. Ist doch die Wundinfektion für den praktischen Arzt die häufigste Indikation für chirurgische Therapie und ist es doch im wesentlichen gleichgültig, um welchen Körperteil es sich handelt. Wer die Prinzipien allgemeiner Chirurgie beherrscht, wird überall das Richtige treffen.

Wir unterscheiden drei Gruppen der Wundinfektion, die *pyogene,* die *putride* und die *spezifische,* und fassen in der letzten eine ganze Reihe von Prozessen zusammen.

Die pyogene Wundinfektion.

Sie kommt zustande durch die gewöhnlichen Eitererreger, deren bakteriologische Charakteristik hier nicht interessiert. Was am Ort der Krankheit geschieht, ist die Entzündung mit der Nekrose in jeder Form und in jedem Ausmaß. Ist auch dies Geschehen im Grunde immer dasselbe, so wird es doch verschieden in die Erscheinung treten, je nach dem Gewebe, in dem die Krankheit sich abspielt. Die einfachste und durchsichtigste Form pyogener Infektion ist der *Furunkel*. Eitererreger siedeln sich in der Cutis an, meist in nächster Nachbarschaft eines Haares, und rufen dort die charakteristischen Zeichen der Entzündung hervor. Neben der gewöhnlichen exogenen Infektion gibt es zweifellos auch hämatogene Furunkel. Greift die Infektion auf die nächsten Haarbälge über, so entsteht der *Karbunkel*. Diabetiker neigen sehr zu diesen Infektionsformen. Der Prozeß ist abgelaufen, wenn der Furunkel „reif" ist, wenn die Nekrose demarkiert ist und ausgestoßen werden kann. Diese Spontanheilung ist der wünschenswerte Verlauf; feuchte oder Salbenverbände und Ruhigstellung wirken erleichternd und unterstützend, ein Versuch mit Hyperämiebehandlung vermittels der Saugglocke nach BIER und KLAPP ist durchaus zu empfehlen. Manchmal ist jedoch die Incision nicht zu umgehen, wenn fortschreitende Infiltration, hohes Fieber, schweres Krankheitsgefühl, starke Schmerzen, entschiedene Beteiligung der regionären Lymphdrüsen eine Entlastung fordern. Der Furunkel wird im Chloräthylrausch gespalten, durch einfache Incision oder Kreuzschnitt, und zwar so, daß das Messer den nekrotischen Pfropf trifft. Die subjektive Erleichterung durch den Eingriff ist meist sehr erheblich; die Demarkation geht schnell, die Wundbehandlung stellt keine besonderen Anforderungen. Es empfiehlt sich auch hier, den ersten Verband erst nach 48 Stunden zu wechseln und, wenn er irgendwie festklebt, ihn mit Wasserstoffsuperoxyd zu erweichen. Heiße Bäder sind sehr zu empfehlen.

Außer der rein konservativen Behandlung einerseits und der einfachen Spaltung andererseits sind viele Mittel versucht worden: Ausbrennen des Herdes ganz im Anfang des Prozesses, Injektion von Karbol, von Wasserstoffsuperoxyd usw.; alle haben sich nicht bewährt und können nicht empfohlen werden.

Eine Sonderstellung nehmen ein der *Karbunkel* und der *Gesichtsfurunkel*. Die Therapie des Karbunkels, der seinen Sitz mit Vorliebe im Nacken hat und der stets als eine sehr ernsthafte Erkrankung angesprochen werden muß, ist prinzipiell die Operation. In Narkose wird ein tiefer Kreuzschnitt bis ins Gesunde angelegt, dann werden die 4 Zipfel durch Schnitte, welche der Haut parallel gehen, von der Unterlage abgelöst, ebenfalls bis ins Gesunde, und schließlich werden die Zipfel durch Einlegen eines großen Tampons aufgestellt, so daß der Grund des Prozesses in breitem Umfang bloßliegt. — Beim Gesichtsfurunkel stehen sich streng konservative und radikal operative Behandlung mit ungefähr gleichen Zahlen gegenüber. Die Gefahr bei dieser Erkrankung ist das Übergreifen durch die Venen der Augenhöhle auf die Sinus der Basis; und diese Gefahr läßt sich oft durch noch so umfangreiche Spaltungen nicht beseitigen, so daß gegen einen Verzicht auf die Operation überhaupt und die Behandlung lediglich mit Ruhe, Salbenverband und Morphium sich kaum etwas einwenden läßt.

Der Wunsch, die Furunkulose wie auch andere Staphylomykosen intern zu behandeln, ist sehr alt und dokumentiert sich in der Naturheilkunde durch die vielen „blutreinigenden Tees". Auch die Medizin hat es versucht, diesen Weg zu gehen. Die Hefe ist eine Zeitlang sehr gerühmt worden, doch haben sich die Hoffnungen keineswegs erfüllt. Neuerdings ist BIER in viel diskutierten Arbeiten für den homöopathischen Gedanken der Schwefelbehandlung mit kleinen Dosen eingetreten. Er verordnet D. 6. der homöopathischen Pharmakopöe und läßt das Medikament sehr lange und sehr regelmäßig nehmen. HUGO SCHULZ empfiehlt absoluten Alkohol auf Sulfur praecipitatum aufzugießen und häufig umzuschütteln. Von der klar überstehenden Flüssigkeit werden ohne Umschütteln täglich 15 Tropfen genommen, ebenfalls mehrere Wochen hindurch und ganz regelmäßig. Die Resultate sind so, daß sich ein Versuch lohnt, nicht nur bei Furunkulose, sondern auch bei Hidradenitis, Pyodermie, Neigung zu Panaritien und Paronychien.

Im *Bindegewebe* — in der Subcutis, in den Septen zwischen den Sehnen und Muskeln — läuft der Prozeß ab als *Phlegmone*; die häufigste Form ist die auf den Finger lokalisierte, das *Panaritium subcutaneum*. Die Diagnose ist nach dem Gesagten in der Regel leicht; heftige, meist klopfende Schmerzen führen den Patienten zum Arzt. Wir fragen sehr genau nach der Anamnese, ob und wann und wobei etwa eine Verletzung dieses Fingers erfolgt sei, weil häufig die Unfallfrage beim Panaritium sich nachträglich als sehr kompliziert herausstellt. Die Untersuchung ergibt die üblichen Zeichen der Entzündung irgendeines Stadiums. Der Mittelpunkt der Erkrankung ist häufig außerordentlich druckempfindlich und diese Druckempfindlichkeit ganz scharf lokalisiert. Die Untersuchung der regionären Lymphknoten auf Schwellung und die Betrachtung des Armes auf rote Streifen gehören unbedingt zum Befund.

Die *Therapie* der Phlegmone und damit auch des Panaritiums ist die operative. Wir fragen nicht: wann *muß* ich, sondern wann *kann* ich incidieren. Dort, wo der Mittelpunkt der Entzündung, wo die heftigste Druckempfindlichkeit ist, wird gespalten. Die Wunde wird mit einem kleinen Docht offengehalten, damit die Sekrete abfließen können, der Finger wird mit einer Schiene fixiert. Besteht gar kein Anhaltspunkt, wo der eigentliche Herd sitzt, dann kann versucht werden, durch feuchten Verband mit wasserdichtem Stoff und Fingerschiene die Lokalisation zu erreichen. Doch darf dabei das Ziel, sobald wie tunlich die Incision zu ermöglichen, nicht aus den Augen verloren werden. Willkürliche und übereilte „Entspannungsschnitte" sind vom Übel und können Verschleppung des Prozesses in gesundes Gewebe verursachen.

Besondere Aufmerksamkeit erfordert das Panaritium am und unterm Nagel, die *Paronychie*. Sitzt es am Limbus, so kann eine Incision den gewünschten Abfluß bringen. Ist es aber unter dem Nagel lokalisiert, so ist die Extraktion nicht zu umgehen, und je eher wir uns entschließen, um so rascher steht der Prozeß. Eine stumpfe Klemme oder eine kräftige anatomische Pinzette wird unter den Nagel gestoßen und dieser mit einem Ruck herausgedreht. Verletzungen des Nagelbettes etwa durch die Spitze einer Schere oder gar eines Skalpells führen oft dazu, daß der Nagel ungleichmäßig oder gespalten nachwächst. Wird die kleine Operation in Leitungsanästhesie an der Fingerwurzel vorgenommen, wogegen nichts einzuwenden ist, dann muß der Patient auf die voraussichtlich eintretenden heftigen Nachschmerzen aufmerksam gemacht werden. Da eine Ablösung des angeklebten ersten Verbandes erfahrungsgemäß sehr schmerzhaft ist, so empfiehlt sich als erste Versorgung der Salbenverband.

Der *Verband* bei allen Formen des Panaritiums muß fixierend sein, d. h. er muß mindestens den Finger ruhig stellen, bei tieferen Incisionen auch das Handgelenk und bei Lymphangitis und Lymphadenitis auch den Ellenbogen. Der Verband darf aber andererseits niemals so fest angelegt sein, daß er schnürt. Ganz besonders nach Extraktion des Nagels ist hierauf zu achten. Daß die Schiene sorgfältig gepolstert sein muß, sei noch einmal erwähnt. Die *Nachbehandlung* ist die gewöhnliche Wundbehandlung, also feucht, solange Infiltration, Hitze und Spannung, Neigung zu Belägen besteht, Salbe, wenn die Wunde granuliert, Reizmittel (Arg. nitric.) bei schlaffen und trägen Granulationen; und solange die Wunde noch reichlich sezerniert, Sorge für guten Abfluß vermittels eines Dochtes, einer Spreizfeder oder Drainrohres. Bei bestehender Lymphangitis tut der feuchte, fixierende Verband der ganzen Extremität bei strenger Bettruhe gute Dienste.

Diese Richtlinien gelten mutatis mutandis für jede Phlegmone am Körper. Werden in der Praxis Fehler gemacht, so sind es fast immer die, daß zu spät und zu zaghaft incidiert wird; und die Ursache dafür ist sehr oft die Scheu vor einer Narkose. Differentialdiagnostisch ist wichtig die Ähnlichkeit mit einem Erysipel oder mit einer Osteomyelitis.

Geht die Phlegmone am Finger vom subcutanen Gewebe auf den Knochen über, so entsteht das *Panaritium ossale*, und damit die kleinste, aber doch durchaus typische Form *der Osteomyelitis*. Der Verlauf erhält seine Besonderheiten dadurch, daß die entstehende Nekrose knöchern ist, und daß deshalb die Vorgänge der Demarkation, der Beseitigung des „Sequesters" und der Regeneration eine schwierige und langwierige Arbeit des Körpers erfordern.

Ob die Keime aus der Außenwelt, aus der nächsten Nachbarschaft oder hämatogen aus einem entfernten Herde in den Knochen gelangen, ist für den Ablauf des Prozesses gleichgültig. Wir verstehen unter Osteomyelitis schlechthin gewöhnlich die hämatogene Form. Die Staphylokokken sind im Blut und stammen aus irgendeinem häufig schon verheilten Herde.

Beim Kinde entwickelt sich die Osteomyelitis von der Epiphysenlinie aus diaphysenwärts. Im Mark und unter dem Periost entstehen Abscesse, der Eiter gerät unter gewaltigen Druck, das Fieber steigt auf 40° und darüber, das Kind ist schwerkrank, benommen, der befallene Knochen enorm schmerzhaft. Allseitig vom Eiter umspült, geht die Knochensubstanz rasch zugrunde. Große Bezirke verfallen der Nekrose und werden dem Körper später als sehr widerstandsfähige und anatomisch unglücklich gelegene „Sequester" erhebliche Schwierigkeiten und Gefahren bringen. Die Arbeit der *Demarkation* erfordert bei der eitrigen Entzündung des Knochens sehr lange Zeit; und das ist auch gut. Ginge sie schnell, dann würde an der Stelle, wo Totes und Gesundes sich trennt, mit Notwendigkeit eine Fraktur eintreten müssen. So aber hat der Körper Zeit genug, während der Lösung des Sequesters aus dem abgehobenen und lebensfähig gebliebenen Periost einen neuen Knochen zu bilden. Dieser neue Knochen umscheidet als Röhre den gesamten Prozeß der Demarkation mit dem Sequester und heißt deshalb die *Totenlade*. Sie ist naturgemäß stärker im Kaliber als der ursprüngliche Knochen. Die Löcher in der Röhre, durch welche der Eiter seinen Ausweg findet, heißen „Kloaken"; sie setzen sich häufig als *Fisteln* zur Hautoberfläche fort. Sondiert man eine solche Fistel, so passiert die Sonde die Totenlade durch eine Kloake und trifft in der Tiefe auf den *rauhen Knochen*, die Nekrose. Die Arbeit der Demarkation und des Aufbaus der Totenlade aus dem Periost laufen also parallel. Ist der Sequester gelöst, dann ist durch den neuen Knochen die Stabilität gewährleistet. Der Prozeß dauert am Oberschenkel eines Erwachsenen etwa 6 Monate. Geht die Sequestration im Verhältnis zu schnell vor sich, dann kann die zu schwache Totenlade an der Demarkationsstelle brechen; es kommt zur *Spontanfraktur*. Der ganze Vorgang wird mit Recht als *chronische Osteomyelitis* bezeichnet.

Die *Diagnose* ist in klaren Fällen einfach: hohes Fieber, schweres Krankheitsgefühl, deutlich auf einen Knochen lokalisierte, sehr heftige Schmerzen und alle objektiven Zeichen akuter Entzündung an dieser Stelle lassen keinen Zweifel aufkommen. Oberschenkel, Tibia und Humerus sind am häufigsten befallen. In weniger ausgesprochenen Fällen ist die Verwechslung mit einer Phlegmone oder, was folgenschwerer wäre, mit einem Erysipel, möglich. Noch verhängnisvoller ist es, wenn sich der Arzt mit der Diagnose „Rheumatismus" oder gar „Wachstumsschmerzen" beruhigt. Ein aufmerksamer Untersucher wird diesen Fehler leicht vermeiden; schon die Angewohnheit *prinzipieller*

Temperaturmessung in solchen Fällen wird uns den Ernst der Situation klarmachen. Eine besondere Form der Osteomyelitis ist die *typhöse*, die als echte Knochenmetastase im Verlauf oder nach Abschluß einer Infektion mit Typhus auftreten kann.

Die *Therapie* der Osteomyelitis hat zu unterscheiden zwischen akutem und chronischem Stadium. Das akute verlangt nach dem Prinzip „ubi pus ibi evacua" so schnell wie möglich die Entlastung durch breite Incision. An der Stelle der intensivsten Rötung, der ausgesprochensten Schmerzhaftigkeit, der stärksten Infiltration, im besten Falle der deutlichsten Fluktuation wird eingegangen. Die anatomischen Verhältnisse sind sorgfältig zu berücksichtigen. Die großen Schenkelgefäße auf der medialen Seite des Oberschenkels, der Nervus radialis an der Hinterseite des unteren Humerusendes und der Nervus peroneus dicht unterhalb des Fibulaköpfchens kommen wohl am leichtesten in Gefahr. Sobald der subperiostale Absceß gespalten ist, stürzt der graue mißfarbene Eiter heraus. Das genügt aber nicht; auch in der Markhöhle ist noch Eiter vorhanden, der unter hohem Druck steht, und dem Abfluß geschafft werden muß. Für die Praxis gilt als Regel, *daß bei der akuten Osteomyelitis grundsätzlich die Markhöhle aufzumeißeln*, die Markphlegmone freizulegen ist. Dann wird die Wunde breit tamponiert und offen gehalten, der erste Verband wird erst nach 4—6 Tagen gewechselt, wenn nicht besondere Indikationen — heftige Schmerzen, Hochbleiben der Temperatur — es anders verlangen. Fixation der Extremität auf langer Schiene, sorgfältige Beobachtung des Allgemeinbefindens, Untersuchung des Urins, vorsichtige Medikation mit Schlafmitteln, Abführmitteln usw., Achten auf anderweitig auftretende Metastasen, auf Beteiligung benachbarter Gelenke sind Maßnahmen, die sich von selbst verstehen. Die Behandlung ist langwierig und schmerzhaft, der Ausgang unmittelbar in Heilung nicht sehr wahrscheinlich. — Wie lange muß das Glied fixiert werden? Wann darf der Patient es beanspruchen? Wann kann eine Entfernung des Sequesters in Frage kommen?

Im Zweifelsfalle fixiere man lieber etwas länger, unter allen Umständen so lange, wie Infiltration, Röte und Fieber bestehen. Liegt eine besonders umfangreiche Knochennekrose sichtbar frei, so ist an die Möglichkeit der Spontanfraktur zu denken und dementsprechend vorsichtig zu verfahren. Die Bettruhe wird kaum jemals so lange durchgesetzt werden können, wie die Sekretion anhält.

Mit der Überleitung in das chronische Stadium kommen wir in einen gewissen Zustand der Kompromisse; dieser pflegt Monate, auch Jahre, selbst Jahrzehnte zu dauern. Kleine Sequester entleeren sich aus der Wunde, schauen mit einer scharfen, weißen Spitze aus den Granulationen heraus und können oft leicht extrahiert werden. Die

Entfernung großer Knochennekrosen bedeutet einen erheblichen und technisch häufig schweren Eingriff, der durch die Nachbarschaft von Nerven und Gefäßen gefährlich werden kann, zumal die chronische Entzündung die anatomische Übersicht sehr erschwert. Der praktische Arzt gehe an größere Sequestrotomien nicht ohne Not heran, sondern überlasse sie, wenn irgend möglich, dem Chirurgen.

Am *Finger* gilt die zirkuläre Schwellung als charakteristisch für die Affektion des Knochens, für das Panaritium ossale. Besonders häufig ist die Erkrankung der Endphalanx. Ein querer Schnitt über die Fingerkuppe parallel zum Nagel schafft guten Abfluß und günstige Narbenverhältnisse.

Die Erkrankung des Knochens kann jederzeit auf ein *Gelenk* übergehen. Zur Osteomyelitis tritt hinzu die *Arthritis purulenta*. Auch durch direkte Infektion von außen — wie beim Gelenkschuß oder durch eine unsaubere Punktion kann eine eitrige Gelenkentzündung zustande kommen und ebenso auf dem Blutwege im Sinne einer Metastase eines anderswo spielenden Prozesses. Was im Gelenk geschieht, wird in allen drei Fällen das gleiche sein.

Es tritt zunächst ein *Hydrops* des Gelenks auf, der sich schnell trübt und zum *Empyem* wird. In der Nachbarschaft einer Osteomyelitis kommt es mitunter zu einem *sympathischen* Erguß, der keine Keime enthält, also sehr viel harmloser ist, und dementsprechend keine eingreifende Therapie erfordert. Die Entscheidung, ob ein trüber Erguß sympathisch ist oder wirklich eine ernste Infektion eines Gelenkes bedeutet, kann sehr schwer sein. Ein gefärbtes Ausstrichpräparat des Punktates wird manchmal die Situation klären können; doch wird im Zweifelsfalle ein Kulturversuch nicht zu umgehen sein.

Während ein sympathischer Erguß bei richtiger Behandlung des benachbarten Grundleidens meist von selbst zurückgeht, höchstens einmal eine Entleerung des prall gefüllten Gelenkes durch Punktion erfordert, ist die eitrige Arthritis immer sehr ernst zu nehmen, besonders wenn es sich um große Gelenke handelt.

In frühem Stadium, bei noch erhaltener Intima der Gelenkkapsel kann der Prozeß durch Entleerung, sorgfältiges Ausspülen der Höhle und strengste Fixation am besten im gefensterten Gipsverband zum Stillstand kommen. Eine Karbollösung von 3% wird empfohlen; doch genügt auch physiologische Kochsalzlösung. Wer sich zur antiseptischen Wundbehandlung bekennt, wird auch die Lösungen von Vuzin und Rivanol gern benutzen. Ist die Intima des Gelenkes zerstört, dann liegt der ganze Lymphspaltenapparat der Kapsel bloß, und es setzt ein umfangreicher Resorptionsprozeß ein; die *Kapselphlegmone* (PAYR) ist im Gange; und damit ist die Erkrankung in ein neues und sehr viel gefährlicheres Stadium getreten. Jetzt muß das Gelenk durch große

Schnitte eröffnet und die Höhle nach allen Seiten drainiert werden.
Die Fixation im gefensterten Gipsverband bleibt dabei unbedingtes
Erfordernis. Die vertikale Abmeißelung der Oberschenkelkondylen nach
LÄWEN schafft im Kniegelenk nach hinten gut Platz, vorn ist die Durch-
schneidung des Lig. patellae mit Aufklappung der Kniescheibe nach
oben ein brauchbares Mittel breiter Eröffnung. Leider genügt auch
diese eingreifende und folgenschwere Therapie in vielen Fällen nicht. Es
kommt zur Resektion des Gelenks und häufig genug zur Amputation des
Gliedes. Und auch dieser schwere Entschluß kommt oft zu spät, um das
Leben noch zu retten; der Kranke geht an Allgemeininfektion zugrunde.

Das *Panaritium articulare* ist, entsprechend der geringen Ausdehnung der betroffenen Gelenkhöhle, nicht von vornherein eine bedrohliche Erkrankung. Immerhin bedeutet die Infektion des Gelenks
auch hier — gleichgültig, ob sie durch Fortleitung aus der Nachbarschaft, durch offene Verletzung oder auf dem Blutwege zustande
kommt — eine ernste Komplikation, die mit heftigsten Schmerzen und
hohem Fieber einherzugehen pflegt. Eine Spaltung genügt in der Regel
nicht, da die Abflußbedingungen ungünstig bleiben, und die Resektion
des Gelenks ist meist nicht zu vermeiden, wenn nicht das Aussehen
des Fingers von vornherein eine Exartikulation geraten erscheinen läßt.

Eine besondere Form der eitrigen Arthritis ist die *gonorrhoische*,
bei der in der Regel nur ein Gelenk befallen ist, beim Mann vorzugsweise
das Knie, bei der Frau das Handgelenk. Ein „Rheumatismus", der
sich ganz akut monartikulär entwickelt, muß den Verdacht einer
Gonorrhöe nahelegen und erfordert die genaue Untersuchung auf genitale
Infektion. Auch bei dieser Arthritis gibt es eine synoviale Form und eine
Kapselphlegmone. Die Erkrankung ist außerordentlich schmerzhaft,
die Prognose für die Funktion des Gelenks schlecht. Im akuten Stadium
ist die BIERsche Stauung von großem Nutzen; außerdem werden Narkotica, oft in großen Dosen und über lange Zeit, nicht zu vermeiden
sein. Sobald wie möglich soll mit Bewegungen begonnen werden. Eine
operative Indikation wird nur selten und dann durch Abscedierung
gegeben sein. Die Neigung zu umfangreichen Zerstörungen und damit
zu Kontrakturen und Ankylosen ist sehr groß.

Eine andere synoviale Höhle neigt ebenfalls zu eitriger Entzündung,
die *Sehnenscheide*, die entwicklungsgeschichtlich und histologisch den
Gelenkhöhlen und Schleimbeuteln nahesteht und mit den serösen Höhlen
nichts zu tun hat. Das *Panaritium tendinosum* bedroht, ebenso wie
die artikuläre Form, die Funktion des befallenen Fingers aufs schwerste,
neigt aber außerdem entsprechend der weiten räumlichen Ausdehnung
dieser Scheiden zur Progression und bedeutet somit eine ernste Gefährdung anderer Finger, ja der ganzen Hand. Die Diagnose wird
dadurch erleichtert, daß nicht nur die Sehnenscheide in ihrem ganzen

Verlauf druckempfindlich ist, sondern auch leiseste Bewegungen des Fingers sehr weh tun. Außerdem pflegt neben heftigen spontanen Lokalschmerzen ein lebhaftes Krankheitsgefühl mit hohem Fieber zu bestehen. Wichtig sind nur die Scheiden der Beugesehnen, da die Strecksehnen nicht in diesem Umfang eingescheidet sind. Von großer Bedeutung sind' ferner die besonderen anatomischen Verhältnisse an den einzelnen Fingern. Die Scheiden der drei mittleren Finger hören nämlich in der Höhe des Metakarpalköpfchens blind auf; die Sehnen laufen dann nackt durch die Hohlhand, um erst im Bereich des Lig. carpi prof. von einer für alle 5 Finger gemeinsamen Scheide umhüllt zu werden. Am Daumen und Kleinfinger dagegen begleitet die Scheide die ganze Beugesehne und mündet am Handgelenk in die allen gemeinsame Hülle. Diese beiden Sehnenscheiden haben somit eine direkte Kommunikation, so daß eine Tendovaginitis vom Daumen, mit Überspringung der drei Mittelfinger unmittelbar auf den Kleinfinger übergehen kann und umgekehrt. Die Erkrankung führt den Namen der V-Phlegmone von der Stellung, in der die beiden befallenen Finger sich zueinander befinden. Am Zeige-, Mittel- und Ringfinger pflegt der Prozeß im Bereich des Grundgelenkes zu stehen. Die *Therapie* besteht in frühzeitiger Spaltung. Je eher der Eiter aus der Scheide entleert wird, desto besser ist die Prognose für die schwer bedrohten Sehnen. Lange Schnitte sind im Interesse der späteren Funktion zu vermeiden; die Scheide wird am besten von mehreren kleinen Schnitten eröffnet, die seitlich liegen und die Befestigungsbänder in den Beugen der einzelnen Interphalangealgelenke überspringen. Nur im Bereich der Hand wird direkt auf die Sehne eingeschnitten. Die Öffnungen werden durch lose Dochte offen gehalten, Hand und Arm werden ausgiebig fixiert. Es wird frühzeitig mit heißen Handbädern und vorsichtigen Bewegungen begonnen. Ein sehr brauchbares Mittel ist das Sandbad. Die Wirkung beruht auf capillarer Attraktion der sehr großen Oberfläche, die sich zu benetzen sucht und auf diese Weise die Wundsekrete an sich zieht. Es läuft also ein ähnlicher Vorgang ab, wie er durch Zucker oder hypertonische Salzlösungen, hier allerdings auf dem Wege der Osmose, erzeugt wird. Der Sand wird durch Erhitzen sterilisiert, und dann wird die Hand mit der eiternden Wunde hineingesteckt. Nach 24 Stunden wird gebadet, die Wunde kontrolliert und dann die Prozedur wiederholt, bis die Sekretion nachläßt und die Infektion abklingt. So wird es in manchen Fällen gelingen, eine funktionstüchtige Sehne zu erhalten. Das Sehnenscheidenpanaritium erfordert die ganze Aufmerksamkeit des Arztes. Die Behandlung ist schwierig und verantwortungsvoll; ganz besonders kann die Kritik, ob der Prozeß steht oder nicht, außerordentlich schwer sein. Sorgfältigste Überwachung der Temperaturkurve, des Allgemeinbefindens und des lokalen Befundes ist unbedingt notwendig.

Die übrigen Sehnenscheiden des Körpers sowie die Schleimbeutel stehen an Bedeutung weit zurück. Nur die *Bursa praepatellaris* pflegt ziemlich häufig zu erkranken. Eine eitrige Bursitis wird mit breiter Spaltung und dann nach den üblichen Regeln der Wundtherapie behandelt. Der chronische Hydrops, der als Folge häufiger Traumen, z. B. als das *Scheuerknie* der Dienstmädchen, entsteht, kommt meist erst nach Exstirpation des ganzen erkrankten Schleimbeutels zur Ausheilung. Der Eingriff läßt sich von einem queren Bogenschnitt aus in Lokalanästhesie bequem bewältigen; er ist technisch leicht und sehr dankbar.

Die hauptsächlichsten pyogenen Infektionen des Bindegewebes, des Knochens und der synovialen Höhlen lassen sich also unschwer aus den verhältnismäßig übersichtlichen Prozessen der verschiedenen Panaritiumformen entwickeln. Besondere Aufmerksamkeit verdient die *Infektion des Arztes selbst*; wenn wir auch nicht eine besondere Spezifität dieser Vorgänge erwarten dürfen, so wissen wir doch, daß sie uns häufig zu treffen pflegen und außerdem nicht selten mit ganz besonderer Bösartigkeit. Es sei in diesem Zusammenhange noch einmal betont, daß die aus einem anderen Körper stammenden Infektionserreger vorgekeimt sind, daß sie eine Zeit der Angleichung an den neuen Wirt nicht brauchen, daß sie also an die Frist der Wundinkubation nicht gebunden sind. Die *Furunkel* an Hand und Finger sollen, wenn irgend angängig, nicht incidiert werden. An die Möglichkeit einer extragenitalen Infektion mit *Lues* ist zu denken; sie wird erfahrungsgemäß häufig verkannt.

Das Übergreifen eines entzündlichen Prozesses erfolgt, abgesehen von der Kontaktinfektion aus der Nachbarschaft, auf dem Blut- oder Lymphwege. Die *Blutgefäße* vermitteln die Allgemeininfektion in rascher und für den Körper höchst gefährlicher Form, nehmen aber selber an dem Prozeß dabei sehr wenig teil. Nur wenn der Inhalt des Gefäßes als infektiöser Thrombus stagniert, dann erkrankt die Wand mit, ebenso wenn ein Herd von außen direkt auf die Wand übergreift. Eine Schlagader, die an einem Absceß vorüberführt, kann einmal durch solche *Arteriitis* arrodiert werden und bedrohlich bluten. Legen die anatomischen Verhältnisse diese Gefahr nahe, so ist es besser, mit einer Unterbindung zuvorzukommen.

Praktisch die wichtigste Erscheinung ist die *Thrombophlebitis*, die Erkrankung der Venenwand mitsamt ihrem geronnenen Inhalt. Besonders die varikös veränderte Vena saphena mit ihrer Neigung zu Thrombosen überhaupt erkrankt in dieser Weise, z. B. wenn durch einen eitrigen Vorgang in der Nachbarschaft dieser Teil des Kreislaufs mit Keimen überschwemmt wird. Die Diagnose pflegt leicht zu sein; das Gefäß ist als harter, sehr empfindlicher Strang zu fühlen, die Haut darüber ist, wenn es sich um die Saphena oder andere Hautvenen handelt, gerötet und mit dem Gefäß verbacken. Die Gefahr der *infektiösen Embolie* aus diesem Herde ist ernst, und deshalb ist strenge Fixation des Gliedes und absolute Bettruhe notwendig. Im übrigen wird der Prozeß feucht verbunden und, sobald sich Fluktuation zeigt, incidiert. Gehen von dem Herde nachweislich auf embolischem Wege Metastasen aus, so ist die Unterbindung des erkrankten Gefäßes stromabwärts von der Thrombose in Erwägung zu ziehen.

Die *Lymphgefäße* bilden den üblichen Weg für pyogene Keime, welche vom infizierten Gebiet aus ascendieren. Die Wand erkrankt dabei erheblich, wohl deshalb, weil der sehr langsame Strom der Lymphe ihnen Zeit zur Ansiedlung in der Gefäßwand läßt. Die roten Streifen, welche in der Umgebung einer Wunde sich entwickeln, sind auch dem Kranken in der Regel als bedrohliches Zeichen bekannt, und er kommt nicht selten mit der Selbstdiagnose „Blutvergiftung". Tatsächlich hat der Arzt die *Lymphangitis* unter allen Umständen ernst zu nehmen, auch die leichtesten und scheinbar harmlosesten Formen. Das betroffene Gebiet ist streng zu fixieren, der Kranke wird am besten ins Bett gelegt. Neben der Behandlung des Grundleidens — sei es ein Panaritium, ein Furunkel, eine infizierte Wunde — verlangt auch die Lymphangitis selbst besondere Sorgfalt. Ein feuchter Verband mit wasserdichtem Stoff um die ganze Extremität oder aber ein Verband mit grauer Salbe lassen die Entzündung oft in wenigen Tagen abklingen. Die graue Salbe ist besonders dann am Platze, wenn die Lymphdrüsen mitergriffen sind, wenn zur Lymphangitis eine *Lymphadenitis* hinzutritt. Die Drüsen in der Achselhöhle oder in der Leistenbeuge, auch mal am Ellenbogen, sind um ein Vielfaches vergrößert, sind hart und sehr schmerzhaft. Unter richtiger Behandlung des ursprünglichen Prozesses, strenger Fixation auf langer Schiene und Verbänden mit essigsaurer Tonerde oder grauer Salbe gehen die Erscheinungen in den allermeisten Fällen zurück. Ist solch ein *Bubo* erweicht, dann wird er incidiert, wobei sich mitunter sehr große Mengen Eiter entleeren, wie z. B. bei dem subpectoralen Absceß. Die Nachbehandlung erfordert insofern Aufmerksamkeit, als meist die Nähe der großen Gefäße die Verwendung von Drainrohren verbietet. Zu frühe Incision in noch nicht erweichte Bubonen schadet; die Wunden heilen nur sehr langsam, die Drüsen bleiben infiltriert und können nicht zur Einschmelzung kommen.

Neben der Furunkel genannten herdförmigen Staphylokokkenerkrankung gibt es an der Haut die diffus sich ausbreitende Infektion mit Streptokokken, die Wundrose, das *Erysipel*. Es entsteht in der Umgebung von Fisteln oder kleinen Wunden oder aber anscheinend „aus heiler Haut" als selbständige Infektionskrankheit. Klinisch ist charakteristisch der ganz akute Beginn, häufig mit Schüttelfrost, Erbrechen und ganz plötzlichem Fieberanstieg, und das schwere Krankheitsgefühl.

Lokal sehen wir die flammende Rötung, die sich scharf, aber mit einer ganz unregelmäßig gezackten Linie gegen die gesunde Umgebung absetzt. Die gerötete Partie ist häufig beetartig erhöht, die Schwellung kann, besonders beim Gesichtserysipel, groteske Ausmaße annehmen. Dieser Form des „Erysipelas simplex" steht gegenüber das E. bullosum, das mit seiner Blasenbildung genau dem zweiten Grade der Verbrennung oder Erfrierung entspricht. Und wo der Schaden bis zum Abtöten tiefer Gewebsschichten reicht, sprechen wir vom E. necroticans und sehen die Beziehungen zum dritten Grade der thermischen Schädigung. — So einfach im allgemeinen die Diagnose des Erysipels ist, so schwierig und undankbar ist die Behandlung. Es gelingt mit keinem Mittel die Ausbreitung der Rose aufzuhalten; auch das neuerdings sehr stark empfohlene Prontosil ist mit Zurückhaltung zu beurteilen. Die Kritik ist dadurch so erschwert, daß auch ohne jede Behandlung der ganz plötzliche Stillstand der Krankheit mit schroffem Temperatursturz vorkommt. Lokal wird ein Verband mit indifferenter Salbe angenehm empfunden. Daneben muß das Allgemeinbefinden sorgfältig beobachtet und gepflegt werden. Wenn auch die Wundrose nicht in dem Sinne ansteckend ist wie Scharlach oder Masern, so ist doch der Inhalt einer geplatzten Blase oder das Sekret einer Wunde oder Fistel im Bereich eines Erysipels hoch infektiös, die Gefahr einer Übertragung sehr groß. Es darf nur mit Handschuhen verbunden werden, die berührten Instrumente und Verbandstoffe sind mit äußerster Vorsicht zu behandeln, ein Erysipel ist zuletzt und keinesfalls vor Operationen zu verbinden. Wer sich vor dem Vorwurf fahrlässiger Übertragung schützen will, wird das Erysipel am besten wie eine Infektionskrankheit isolieren. Das Personal ist zu belehren und nachdrücklich auf die Gefahr der Unsauberkeit und Achtlosigkeit aufmerksam zu machen.

Die pyogene Infektion der *Schleimhäute* beschäftigt mehr den Hals-, Nasen-, Ohrenarzt, den Gynäkologen, den Ophthalmologen. Die oberflächliche Entzündung läuft ab als „*Katarrh*" mit starker Absonderung von Schleim und Eiter, mit schnellem Verschleiß und Ersatz der Epithelien und Gerinnung von Sekret auf der Oberfläche zu Pseudomembranen. Greift der Prozeß tiefer, so kommt es zu phlegmonösen Vorgängen in der Submucosa oder in noch tieferen Geweben, und damit ist der Übergang zu allen Formen der Zellgewebsentzündung gegeben. Spülungen der katarrhalisch entzündeten Oberfläche sind durchaus nützlich, und gegen einen Zusatz von Kochsalz, Wasserstoffsuperoxyd, Kalium permangan., Alaun, essigsaurer Tonerde, auch einmal Arg. nitric. ist nichts einzuwenden. Doch muß wieder betont werden, daß neben dem antiseptischen Effekt dieser Maßnahmen, also der Wirkung auf die krankmachenden Keime und ihre Lebensbedingungen, zweifellos als sehr wichtiges Moment der Einfluß auf die entzündete Schleimhaut und deren Biologie steht, die adstringierende Wirkung oder der leichte und gut dosierbare Reiz.

Die pyogene Infektion der *serösen Häute* führt, je nachdem ob es sich um die Meningen, die Pleura oder das Peritoneum handelt, zu einem scharf umrissenen klinischen Bilde.

Die pyogene Allgemeininfektion.

Sie bedeutet ein Übergreifen der Erkrankung von ihrem Herd auf den Körper. Dies geschieht entweder dadurch, daß die Produkte der Keime den Körper überschwemmen, oder aber die Keime selbst dringen von der Stelle der ursprünglichen Infektion auf dem Blut- oder Lymphwege vor, und dann können sie in extremen Fällen sich in jedem Tropfen Blut und jedem Stückchen Gewebe finden lassen. Die erste Form, die Vergiftung des Körpers lediglich mit den Lebens- und Zerfallsprodukten der Bakterien, wird als *Toxinämie* bezeichnet; die alten Worte „Sepsis und Pyämie" sollten nach LEXERS Vorschlag am besten ganz aufgegeben werden. Wir dürfen nicht vergessen, daß jeder Furunkel und jedes Panaritium in gewissem Umfang eine Toxinämie nach sich zieht; dafür spricht das Fieber, das gestörte Allgemeinbefinden. Stehen aber die Allgemeinerscheinungen im Vordergrund, so darf der Zustand sehr wohl als ein besonderes Krankheitsbild aufgefaßt werden. Bei den pyogenen Infektionserregern sind die beiden Formen der Allgemeinvergiftung, die Toxinämie und Bakteriämie, nicht scharf zu trennen; sie gehen ineinander über. Wir werden bei den spezifischen Wundkrankheiten des Tetanus und der Diphtherie sehen, daß hier ganz reine Formen der Toxinämie vorliegen, daß die Keime am Orte der Wunde liegen bleiben, und daß die Krankheitserscheinungen allgemeiner Natur *nur* durch ihre Produkte hervorgerufen werden. Bei den pyogenen Keimen liegen die Dinge wesentlich anders; alle können jederzeit ebensogut selber in die Lymph- und Blutbahnen eintreten, wie sie durch ihre Produkte vergiftend wirken können.

Der *klinische Verlauf* der Allgemeininfektion ist dementsprechend sehr verschieden. Die Geschwindigkeit des Einbruches, die Menge und Virulenz des Materials, die Neigung zur Bildung von Metastasen auf der einen Seite und die Wehrfähigkeit des Körpers auf der andern geben sehr mannigfaltige Bilder. Neben dem vernichtenden Überfall, der unter stürmischen Erscheinungen, hohen Temperaturen, tiefer Benommenheit, mit Ikterus und profusen Durchfällen, Anurie, mit Blutungen in allen Organen und schwerer Degeneration von Leber- und Nierenparenchym in ganz kurzer Zeit zum Tode führt, stehen die Formen, bei denen Remissionen mit Schüttelfrösten abwechseln; immer wieder treten neue Schübe auf, Metastasen in den Knochen, im paranephrischen Gewebe, in der Pleurahöhle, in den Nieren; und sehr langsam geht der Kranke dem Tode oder der Genesung entgegen.

Die *Eintrittspforte*, die ursprüngliche Verletzung etwa, kann völlig harmlos aussehen. In der Regel zeigt sie jedoch durch trockene schmierige Oberfläche, gereizte Umgebung, auffallend große Schmerzhaftigkeit, Lymphangitis, thrombosierte Venen ihre Bösartigkeit an. Sie erfordert einen großen Teil der therapeutischen Sorgfalt, verlangt nicht nur aufmerksamste und überlegteste Wundbehandlung, sondern auch oft genug das Opfern eines Gliedes, die Resektion eines Gelenkes, die Exartikulation oder Amputation einer Extremität. Die Entscheidung zu solchem Schritt gehört zu dem Schwersten und Verantwortungsvollsten in der Chirurgie überhaupt. Die Sorge hinterher, daß man vielleicht unnötig amputiert hat, aber auch das bittere Gefühl, den Entschluß zu spät gefaßt zu haben, wird keinem erspart bleiben, der sich mit diesen Fragen beschäftigen muß.

Die *allgemeine Behandlung* des Zustandes ist schwierig und undankbar. Die „sterilisatio magna" ist noch immer ein Traum; doch kann ein Versuch mit intravenöser Injektion von Kollargol oder Elektrargol oder Trypaflavin immerhin versucht werden. Ob diese Medikamente wirklich blutdesinfizierend wirken oder nicht vielmehr lediglich als Reizmittel für die Leukocyten, soll hier nicht erörtert werden. Die Bluttransfusion findet hier vielleicht ihre allerwichtigste Indikation und kann sehr überzeugend eine entscheidende Wendung im Verlauf bewirken. Die Dosierung der Schlaf- und Beruhigungsmittel, Mundpflege, Prophylaxe gegen Decubitus, die Lagerung des Kranken, die Ernährung beanspruchen die ganze Sorgfalt des behandelnden Arztes. Das Auftreten von Metastasen ist peinlichst zu überwachen, wobei die Möglichkeit eines Pleuraempyems besonders zu berücksichtigen ist. Die Flüssigkeitszufuhr läßt sich häufig per os nicht in genügendem Umfange bewerkstelligen; dann muß mit rectalen Kochsalzeinläufen oder auch einmal mit einer intravenösen Kochsalzinfusion nachgeholfen werden. Die Durchfälle sind oft sehr quälend und schwächend. Es ist zu beachten, daß Opium, auch in großen Dosen, in der Regel unwirksam ist. Dagegen tut Salzsäure — 10 Tropfen Acid. hydrochlor. dilut. in einem Glas Wasser 2—3mal täglich — mitunter sehr gute Dienste. Herzmittel und Diuretica sind nach Bedarf zu geben.

Die putride Wundinfektion.

Sie unterscheidet sich dadurch, daß der Kampf zwischen der Krankheit und dem Körper von vornherein ungleich ist. Es ist, als ob die Fähigkeit der Reaktion herabgesetzt, als ob der Körper wehrlos der Infektion ausgesetzt ist und die Mittel der Entzündung nicht aufbringen kann. Nicht im Kampf der Eiterung verfallen umschriebene Gewebspartien der Nekrose, sondern sie *faulen*. In trockner, heißer Wunde liegen schwarz oder grünlich verfärbte, fetzige Gewebsleichen, die sich nur sehr langsam demarkieren und abstoßen. Nicht „pus bonum et laudabile" wird abgesondert, sondern die mißfarbene, stinkende, häufig gashaltige „Brandjauche". Die Erreger dieser Infektionen sind zumeist Anaerobier; sie gedeihen unter Sauerstoffabschluß, bilden häufig Gas und produzieren übelriechende Stoffe. Der *Eiterung der pyogenen Infektion* steht also die *Fäulnis der putriden* gegenüber.

Die *Allgemeininfektion* ist im wesentlichen eine Toxinämie; die Erscheinungen können sehr schwer sein und das Krankheitsbild völlig beherrschen. Der Übergang der Keime selbst ist wohl durch den Sauerstoffgehalt des strömenden Blutes erschwert.

Die *Herkunft* der Bakterien ist sehr häufig die Erde; weshalb auch die putride Infektion in der Kriegschirurgie aller Zeiten und auch im Weltkriege wieder unter den besonderen Verhältnissen des Stellungskampfes eine hervorragende Rolle gespielt hat. Im einzelnen sind es der Gasbrand, die Noma und der Hospitalbrand, die unter den putriden Infektionen unser Interesse beanspruchen.

Der *Gasbrand* darf nicht verwechselt werden mit Abscessen und Phlegmonen, die sozusagen als Nebenbefund Gasentwicklung zeigen. Besonders dort, wo eine Infektion mit Kotbakterien stattgefunden hat, kann sich Gas in Entzündungsherden bilden, ohne daß diese Prozesse als besonders gefährlich zu gelten haben. Der Gasbrand, der ätiologisch dem malignen Ödem und dem Rauschbrand der Tiere nahesteht, ist eine besondere und sehr ernste Erkrankung. Lokal tritt eine sehr erhebliche progrediente Gasbildung auf mit deutlichem Knistern beim Betasten, außerdem ein brandiger Zerfall der Gewebe, besonders der Muskulatur, der mit erschreckender Schnelligkeit um sich greift. Das befallene Glied ist blaß, ödematös, meist sehr schmerzhaft. Die Venen treten als rote bis schwarze Streifen hervor; allmählich nimmt das ganze Glied eine rotgelbe bis schwarze Farbe an, während die Gasentwicklung schnell fortschreitet. Beim Beklopfen der befallenen Partien oder beim Schaben mit einer Messerklinge wirkt die Luft als Resonanzboden, verstärkt die so entstehenden Geräusche und gibt ihnen eine eigentümlich hohle Färbung. Ein wichtiges diagnostisches Mittel ist der Geruch, der kaum zu verkennen, aber leider nicht zu beschreiben ist. Wer einmal bewußt den Geruch des Gasbrandes in sich aufgenommen hat, wird ihn bestimmt nicht wieder vergessen. Der Patient ist inzwischen rasch der Allgemeininfektion verfallen. Er sieht sehr schlecht aus, fühlt sich elend, hat einen raschen, kleinen Puls und geht in der Mehrzahl der Fälle schnell zugrunde, wenn nicht durch große und eingreifende Operationen Abhilfe geschaffen wird. Und auch diese, selbst das Opfern der Extremität, können oft genug den letalen Ausgang nicht verhindern. Bei ausgebrochener Erkrankung darf mit der Amputation, wenn möglich im Gesunden, nicht gezögert werden; die Wunde bleibt völlig offen. Am Rumpf müssen wir uns mit großen Incisionen bis ins Gesunde begnügen. Einblasungen von Sauerstoff ins Gewebe zur Bekämpfung der anaeroben Keime sind zwecklos und gefährlich, ebenso Einspritzungen von Wasserstoffsuperoxyd. Wichtig ist die *Prophylaxe*. Mit Erde verunreinigte Wunden müssen als gefährdet angesehen und besonders sorgfältig behandelt werden. Ist die Wundinkubationszeit überschritten und kommt eine Excision nicht mehr in Frage, dann sind grobe Verschmutzungen zu entfernen, Taschen im Gewebe zu spalten und zu drainieren, zerquetschte Gewebspartien abzutragen. Gegen eine vorsichtige Spülung der frischen Wunde mit Wasserstoffsuperoxyd ist nichts einzuwenden, ebensowenig gegen die Verwendung des Jodoforms beim ersten Verband. Im Verlauf der weiteren Wundbehandlung tut der Zucker gute Dienste, indem er den Prozeß alkalischer Fäulnis in den der sauren Gärung verwandelt, die Wunde desodoriert und die Sekretion anregt.

Die *Noma*, der Wangenbrand, ist das klassische Beispiel der putriden Infektion. Es werden Kinder befallen, die unterernährt oder durch Infektionskrankheiten geschwächt sind. Ohne daß der Körper in Gestalt der Entzündung Abwehrmaßregeln ergreifen kann, zerfällt das Gewebe der Wange, der Lippen und schließlich des Gaumens und des Zahnfleisches in fortschreitender Gangrän. Bakteriologisches Suchen nach einem spezifischen Erreger ist ergebnislos. Die Prognose ist sehr ernst. Therapeutisch können umfangreiche Kauterisierungen versucht werden; doch gelingt es nur selten, den Prozeß zum Stehen zu bringen. Das Verschlucken oder gar das Aspirieren der furchtbar stinkenden Brandjauche führen zu Vergiftungserscheinungen vom Magen-Darmkanal aus oder zu Pneumonien und Gangränherden in der Lunge. Wo die jetzt selten gewordene Krankheit nicht mit dem Tode endet, hinterläßt sie grauenhafte Zerstörungen des Gesichtes, die sehr mühsame und langwierige chirurgische Reparationsarbeit erfordern.

Der *Hospitalbrand* hat in früheren Kriegen eine große Rolle gespielt und sehr viel Opfer gefordert; es sind ganze Lazarette daran ausgestorben. Warum er heute verschwunden und auch im Weltkriege nicht aufgetreten ist, läßt sich schwer sagen. Daß es die besseren hygienischen Bedingungen der Neuzeit seien, läßt sich ja doch im Rückblick auf den Weltkrieg nicht aufrechterhalten. Die Voraussetzungen für den Hospitalbrand dürften wohl nicht so ganz selten gegeben gewesen sein. Ebensowenig trifft es zu, daß die alten Kriegschirurgen den Hospitalbrand und den Gasbrand zusammengeworfen haben; sie haben beide Erkrankungen gekannt und beide gut und ausführlich beschrieben. Auch daß eine Verwechslung mit der Wunddiphtherie vorgelegen habe, ist bei der Genauigkeit der Schilderung sehr unwahrscheinlich. Der Hospitalbrand ist zweifellos eine putride Infektion gewesen mit ausgesprochener Neigung zur Progredienz und im Verlauf sehr ähnlich der Noma, nur ohne deren Beschränkung auf die Wange.

Die spezifische Wundinfektion.

Eine Reihe von Erregern verursachen bei wirksamer Besiedlung einer Wunde so charakteristische Erscheinungen, daß diese Wirkungen als besondere „Wundkrankheiten" zusammengefaßt werden können.

Der *Tetanus* ist, wie der Gasbrand, eine ausgesprochene Erdinfektion; die Keime wachsen anaerob. Die Eintrittspforte läßt die spezifische Infektion niemals erkennen; die Wunde kann bei Ausbruch des Starrkrampfes sogar verheilt sein. Der Beginn der Erkrankung ist sehr häufig lokal; in Muskelgruppen, die der Wunde benachbart sind, zeigen sich schmerzhafte Kontraktionen tonischer oder klonischer Form. Im übrigen sind die Kaumuskeln bevorzugt, der „Kinnbackenkrampf" bildet sehr häufig das erste Symptom. Es folgen Nackenmuskeln, Gesicht. Bauchdecken, schließlich die Atemmuskulatur, die klonische Kontraktion des Zwerchfells, der „Stickstoß" ist besonders qualvoll und gefährlich. Starkes Schwitzen gilt für prognostisch ungünstig. Die *Inkubation* ist sehr verschieden und bedingend für die Prognose: der Tetanus, der in der ersten Woche ausbricht, ist fast ausnahmslos tödlich; in der zweiten Woche ist die Prognose zweifelhaft und wird in der dritten Woche gut. Die Erkrankung ist eine ausgesprochene Toxinämie. Die Keime bleiben in der Wunde liegen, ohne sogar dort irgendwie charakteristische oder bedrohliche Lokalerscheinungen zu machen, und ohne selber in wirksamer Weise einen Einbruch in den Körper vorzunehmen; wo von positiven Bakterienbefunden im Blute berichtet wird, handelt es sich um vereinzelte Erscheinungen, die für die Auffassung des Gesamtbildes nicht von Belang sind. Das Gift geht teils auf dem Blutwege, teils in den Lymphscheiden der Nerven zum Zentralnervensystem, um sich dort an den Ganglien zu verankern.

Das klinische Bild und die ungemein wichtige Allgemeinbehandlung des Tetanus beanspruchen die größte Aufmerksamkeit des Arztes in Krieg und Frieden. So leicht es ist, den ausgebrochenen Wundstarrkrampf in der ganzen Großartigkeit der furchtbaren Krankheitsbilder zu erkennen, so häufig werden die ersten bedrohlichen Krankheitszeichen übersehen. Eine auffällige und nicht recht erklärbare Schmerzhaftigkeit in der Umgebung einer Wunde, eine Neigung zu krampfartigen Schmerzen nahe der Verletzungsstelle oder am übrigen Körper, oder gar die Klage über erschwertes Öffnen des Mundes müssen den Verdacht eines Tetanus erwecken und entsprechende Maßnahmen veranlassen. Diese Therapie ist nach dem Ausbruch der Krankheit im wesentlichen allgemeiner Natur; und es ist wichtig, zu wissen, daß wir in diesem Stadium durchaus nicht ohne Hilfsmittel sind. Wichtiger aber ist die Feststellung, daß unsere Therapie in erster Linie *prophylaktisch* ist, daß es leichter ist, den Ausbruch einer Tetanus zu verhindern, als die einmal ausgebrochene Krankheit zu heilen.

Das Prinzip dieser Prophylaxe beruht auf der BEHRINGschen Entdeckung, daß sich im Tierkörper durch Überstehen der Krankheit Gegengifte bilden, *Antitoxine*, die sich mit dem Serum des Tetanusgenesenen Tieres auf den Menschen übertragen lassen, um nun auch ihm den Schutz der Giftfestigkeit zu vermitteln. Das Tier wird also mit steigenden Dosen des Giftes selber dazu veranlaßt, sich durch gesteigerte Bildung von Gegengift aktiv zu immunisieren, während dem Menschen durch Einverleibung des vom Tier gebildeten Antitoxins eine passive Immunität verliehen wird.

Wird das Serum in der käuflichen „Schutzdosis" im Laufe der ersten 24 Stunden nach Beschickung eines Körpers mit Tetanuskeinem eingespritzt, so ist der Schutz gegen die Krankheit nahezu sicher. Wenn trotz Immunisierung Fälle von Wundstarrkrampf beobachtet werden, so bleiben das Ausnahmen. Es ist nun schwierig, zu entscheiden, welche Verletzungen tetanusverdächtig sind und somit der Immunisierung bedürfen. Besonders gefährlich sind alle Wunden, die mit Erde oder tierischen Abgängen verunreinigt sind, Wunden mit schweren Gewebszertrümmerungen etwa nach Überfahrungen, Holzsplitter, die als Fremdkörper in Gewebe geraten, sind besonders oft die Träger von Starrkrampfkeimen. Im übrigen wird jeder erfahrene Arzt wissen, ob und wo in seinem Bereich Tetanusgefahr besteht, und wird sich mit seinem therapeutischen Handeln danach einstellen. Für den Krieg wird zunächst die Regel gültig bleiben, daß jeder Verwundete zu immunisieren ist.

In der Friedenschirurgie des praktischen Arztes ist die Entscheidung nicht so leicht. Einmal ist es gar nicht möglich, alle Verletzten zu immunisieren; auch lassen es sich gar nicht alle Patienten gefallen. Dann aber kann die Einverleibung des tierischen Serums durchaus nicht als völlig ungefährlich bezeichnet werden, zumal dann nicht, wenn etwa schon eine ähnliche Injektion irgendwann vorausgegangen ist. Die Gefahr der „Anaphylaxie" ist durchaus ernst zu nehmen, und so wird die Immunisierung zu einem verantwortungsvollen Eingriff. Ein gewisser Schutz liegt in der Technik, wenn man nämlich zunächst nur 0,5 ccm der Packung einspritzt und erst nach 1 Stunde den Rest. Ist das Serumexanthem da, so wird der Kalk — etwa in intravenösen Gaben wie Aphenil — empfohlen.

Es liegt also beim praktischen Arzt eine recht große Verantwortung, wenn er sich bei einer Gelegenheitswunde für oder gegen die Immunisierung entscheiden soll. Auf keinen Fall darf ihm ein Vorwurf erwachsen, wenn er mit guten Gründen zu einer Ablehnung gekommen ist. Niemals aber sollte vergessen werden, daß die sachgemäße Versorgung der Wunde durch Excision oder operative Wundversorgung ein sehr wirksamer Schutz auch gegen den Tetanus ist, und daß der Arzt sich auf keinen Fall auf das Antitoxin allein verlassen, sondern immer die Wunde chirurgisch richtig versorgen soll.

Ist der Starrkrampf ausgebrochen, so muß unter allen Umständen Serum gegeben werden, nicht um an dem Bestande des an die Nervensubstanz gebundenen Giftes etwas zu ändern; diese Hoffnung hat man aufgeben müssen. Aber es werden immer im Körper noch freie Toxine zirkulieren und auch von den Bakterien neu abgesondert werden, die durch eine Antitoxinverabreichung gebunden und dadurch unwirksam gemacht werden können; und zwar ebenso erfolgreich, als wenn bei ausgebrochenem Starrkrampf nun durch umfangreiches Operieren an der Wunde oder gar durch Amputation von Gliedern der Versuch gemacht wird, den Herd der Krankheit zu beseitigen und damit den neuen Zustrom von Giftstoffen zu unterbinden.

Neben dieser späten Immunisierung steht die wichtige Forderung nach *Allgemeinbehandlung des Tetanus*. Jeder Krampfanfall bedeutet wütende Schmerzen und Kräfteverlust und sollte daher nach Möglichkeit verhindert werden. Optische, akustische, mechanische Reize, die einen Anfall auslösen können, sind zu vermeiden. Der Kranke wird in verdunkeltem Zimmer untergebracht und peinlich vor jedem lauten Geräusch und jeder harten Berührung behütet. Die Ernährung kann große Schwierigkeiten machen, da jeder Versuch zu Schluckkrämpfen und Erstickungsanfällen führt. Besondere Sorgfalt erfordert die Bewirtschaftung der Medikamente. Neben den nicht zu entbehrenden Opiaten spielt eine verdient große Rolle das Chloralhydrat mit 3 oder 5 g im Klysma, und im klinischen Betriebe der Dauerschlaf mit Avertin (LÄWEN).

Da das Antitoxin an das fremde Serum gebunden ist, so wird es leider mit diesem sehr schnell wieder von dem geimpften Körper ausgeschieden, so daß der passive Schutz nur etwa 10 Tage dauert. Und weil ein operativer Eingriff jenseits dieser Spanne die im Wundgebiet ruhenden Tetanuskeime mobilisieren und aktivieren kann, ohne daß ihr Gift von freiem Antitoxin abgefangen wird, so muß bei solcher Gelegenheit — etwa bei der Entfernung eines Geschosses — die Injektion der Schutzdosis und damit die passive Immunisierung erneuert werden.

Die *Diphtherie* steht in bezug auf das Verhalten des Erregers dem Tetanus sehr nahe; die Keime bleiben im Wundgebiet liegen; was im Körper geschieht, ist Wirkung der Toxine. Die örtlichen Erscheinungen sind bei der Diphtherie sehr charakteristisch. Es entstehen dicke, graue festhaftende Beläge, die im Kehlkopf zu völligem Verschluß der Luftwege führen und die Tracheotomie erfordern können. Auf den Wunden — und von der *Wundinfektion* soll hier in erster Linie die Rede sein — bilden sich ähnliche Beläge, die sehr hartnäckig sind, der Wunde ein graues, trocknes Aussehen verleihen, einen charakteristischen Geruch verbreiten und in der Umgebung ein hartes und manchmal recht schmerzhaftes Ödem verursachen. Auffallend ist häufig das schlechte Befinden der Patienten. Eine dauernd belegte Wunde muß stets den Verdacht der Diphtherie erwecken, doch kann die präzise Diagnose recht schwierig und ohne den bakteriologischen Befund sogar unmöglich sein. Alle Komplikationen von seiten des Herzens, der Augen- und Gaumenmuskulatur sind bei der Wunddiphtherie genau so zu befürchten wie bei der Erkrankung des Rachens. *Therapeutisch* steht im Vordergrund die Serumbehandlung, auch bei der Wunddiphtherie. Im Gegensatz zum Tetanus wirkt das Antitoxin hier kurativ, also als Heilserum bei ausgebrochener Erkrankung. Der Vorgang ist ebenfalls der der passiven Immunisierung. Es werden 1000 Immunitätseinheiten injiziert; bei der Wunddiphtherie empfiehlt sich außerdem die lokale Applikation des Serums. Im übrigen ist das Sekret sehr virulent, die Gefahr der Übertragung ist groß. Die Wunde wird nach allgemeinen Grundsätzen versorgt; gegen eine vorsichtige Antisepsis ist nichts einzuwenden.

Der *Milzbrand* nimmt in bezug auf den Infektionsmodus insofern beim Menschen eine Mittelstellung ein, als sowohl die rein lokale Erkrankung wie auch die Überschwemmung des ganzen Organismus mit den Keimen vorkommt. Die chirurgische Erkrankung entsteht als *Milzbrandkarbunkel*, als Pustula maligna, meist an den unbedeckten Körperpartien durch Berührung mit infektiösem Tiermaterial (Kadaver, Häuten, Fellen) oder auch durch Insektenstich. Das blaurote Bläschen über schwarz verfärbtem Grund mit hart infiltrierter Umgebung ist kaum zu verkennen. Ist es aufgegangen oder geöffnet worden, so bildet sich ein kohlschwarzer Schorf (Anthrax) mit wulstigen, hart infiltrierten Rändern. Es kommt zunächst nicht zur Eiterung, sondern es sickert nur ein serös-hämorrhagisches Sekret unter dem Brandschorf hervor, in dem sich zu Beginn der Erkrankung die Milzbrandbacillen leicht nachweisen lassen. Sehr bald zeigt die schmerzhafte Anschwellung von Lymphbahnen und Lymphknoten, daß die Keime auf dem Vormarsch sind. Trotzdem kommt es beim Menschen nicht sehr häufig zur Allgemeininfektion, die beim Tier durchaus gewöhnlich ist, sofern nicht die ärztliche Behandlung durch fehlerhafte Vielgeschäftigkeit den Ausbruch der Katastrophe verursacht. Jedes scharfe oder stumpfe Operieren am Milzbrand ist streng zu vermeiden. Weder am Karbunkel noch an den infizierten Lymphknoten kann eine Incision oder gar eine Auskratzung etwas nützen. Die Nekrosen müssen sich von selbst abstoßen, jeder Versuch, die Ablösung zu beschleunigen, ist gefährlich. Der

Krankheitsherd wird mit einem Salbenverband bedeckt, der so selten wie möglich zu wechseln ist, das Glied wird, zumal bei bestehenden Lymphdrüsenschwellungen, ausgiebig und zuverlässig fixiert. In schweren Fällen ist ein Versuch mit Milzbrandserum oder Salvarsan berechtigt.

Die *Lyssa*, die Wutkrankheit, wird durch den Biß infizierter Tiere mit dem Speichel übertragen. Das Gift geht, ähnlich dem Tetanustoxin, entlang den peripheren Nerven, kann aber auch den Blut- und den Lymphweg benutzen, um zum Zentralnervensystem zu gelangen. Die Krankheit hat beim Menschen ein Inkubationsstadium von 3 Wochen bis zu 6 Monaten. Die ausgebrochene Krankheit verläuft beim Menschen wie beim Tier immer tödlich. Die Symptome lassen sich trennen in Reiz- und Lähmungserscheinungen, und dementsprechend wird von einer rasenden und einer stillen Wutkrankheit gesprochen. Bei der ersten Form sind die Tiere verzweifelt unruhig, sie laufen heulend umher und zeigen eine gefährliche Neigung zu beißen. Beim Schlingen treten schmerzhafte Schlundkrämpfe auf, die schließlich schon durch den Anblick von Wasser ausgelöst werden. Die Tiere werden dadurch wasserscheu. Sehr bald treten Lähmungen auf, meist zuerst an den Hinterbeinen, und dann gehen die kranken Tiere schnell zugrunde. Beim Menschen beginnt das Leiden mit neuralgischen Schmerzen in der Umgebung der Wunde, dann folgt ein schweres Krankheitgefühl, dann kommen klonische Krämpfe mit erhöhter Reflexbereitschaft und motorischer Unruhe, Schlingkrämpfen schon bei der Vorstellung von Essen und Trinken, und schließlich auch hier die tödlichen Lähmungen. Die Möglichkeit der Behandlung beruht auf der Länge der Inkubation beim Menschen, die zu einer aktiven Immunisierung benutzt werden kann. Der Impfstoff besteht aus dem Rückenmark infizierter Kaninchen und enthält das Wutvirus selbst. Dieses kann durch Trocknen der Substanz beliebig abgeschwächt werden, so daß eine Behandlung mit steigenden Dosen leicht möglich ist. Durch rasche Aufeinanderfolge der Injektionen kann sehr schnell ein hoher Grad von Immunität erreicht werden. Das Prinzip der Impfung beruht also darauf, daß die aktive Immunität schneller erreicht ist, als der Ausbruch der Krankheit nach erfolgter Infektion eintritt. Die abgelaufene Inkubation findet einen Immunzustand vor, der dies Ausbrechen der Krankheit nicht mehr zuläßt. Wenn Menschen von wutverdächtigen Tieren gebissen sind, sollten sie so rasch wie irgend möglich dieser Behandlung zugeführt werden.

Infektiöse Granulationsgeschwülste.

Die Abtrennung dieser Erscheinungen von den Entzündungen ist nicht nur berechtigt wegen der Verschiedenheit im pathologischen Geschehen, sondern auch im klinischen Verlauf. Dieser ist *chronisch,* der Kampf des Körpers mit diesen Krankheiten ist ein ausgesprochener Stellungskrieg mit kleinen Verlusten und Gewinnen auf beiden Seiten und langen Phasen völligen Stillstandes.

Die für den praktischen Arzt wichtigen Erkrankungen dieser Art sind die *Tuberkulose*, die *Aktinomykose* und die *Lues*, die in diesem Rahmen nur besprochen werden sollen, soweit sie das chirurgische Interesse berühren.

Die Tuberkulose.

Sie ist bakteriologisch und pathologisch-anatomisch in ihren Grundbegriffen insofern leicht zu fassen, als der KOCHsche Bacillus gut bekannt und gut erkennbar, die histologische Veränderung ebenfalls charakteristisch ist. Der einzelne Baustein der Tuberkulose ist immer der *Tuberkel:* eine Anhäufung von Zellen bestimmter Art. Dies Knötchen ist gefäßlos und verfällt im Zentrum jener Form der Nekrose, welche für die Tuberkulose typisch ist, der Verkäsung. Und schließlich finden sich in der Regel am Rande große, mehrkernige Zellen, welche ihre Kerne meist als Kappe um den einen Pol angeordnet haben, die LANGHANSsche *Riesenzelle.* Auf der einen Seite besteht die Neigung des Tuberkels, sich und gleichzeitig die Nekrose radiär zu vergrößern; dabei konfluieren die einzelnen Knötchen, und es kommt zu großen Zerfallshöhlen, Kavernen. Dagegen stehen die Abwehrkräfte des Körpers mit dem Bestreben, unter mannigfaltigen Reaktionserscheinungen in der Nachbarschaft den Herd durch Aufbau von gesundem Gewebe einzuschließen und zu einer Art Ausheilung zu bringen. Durch diese Form des pathologischen Geschehens ist bedingt die Besonderheit des klinischen Bildes, das „Werden und Vergehen" der Tuberkulose, wie es BERGMANN genannt hat, und wie es bei der Hauttuberkulose, dem Lupus, uns besonders deutlich vor Augen geführt wird.

Die Betrachtung des Krankheitsbildes muß wiederum für die einzelnen Gewebe und Organe getrennt erfolgen, da ja naturgemäß die Besonderheiten des anatomischen Aufbaus auch Besonderheiten im Verlauf bedingen.

Die *Knochentuberkulose* läßt sich wiederum am leichtesten vom Sonderfall aus betrachten. Als Typus kann gelten die Tuberkulose der Wirbelkörper, die *Spondylitis tuberculosa.* Auf dem Blutweg geraten Keime in die Spongiosamasse hinein. Die Bacillen werden irgendwo aus der Bahn ausgeschwemmt, sie lassen sich an der Gefäßwand nieder und verursachen im Gewebe die charakteristische Veränderung: den Tuberkel. In der Nachbarschaft sprießen neue Knötchen auf, sie konfluieren und ebenso ihre zentralen Nekrosen. Die Aschesubstanzen des Knochens leisten dem Verkäsungsprozeß Widerstand; sie werden, je nach der größeren oder geringeren Geschwindigkeit des Vorgangs, zu einem *tuberkulösen Sequester,* der sich durch seine Porosität und Leichtigkeit vom osteomyelitischen unterscheidet, oder aber zu *Knochensand*, amorphen Krümeln, welche zum Teil den Inhalt der Kaverne bilden. Außerdem finden sich darin verkäste Gewebstrümmer, einige wenige gefärbte Zellen vom Typus der Lymphocyten, und flüssiges Sekret, das wohl teilweise als wirkliches Entzündungsprodukt aus der mitreagierenden Nachbarschaft stammt. Die Menge der Flüssigkeit kann sehr wechseln. Der Prozeß kann fast ganz ohne Sekretion vor sich gehen, und führt dann den guten alten Namen der *Caries sicca*; oder aber er wird von profusen Absonderungen begleitet. Dann sammeln sich diese Massen in der Umgebung zu Abscessen. Da die lokal entzündliche Reaktion und außerdem das Fieber fehlen können, führen sie die Bezeichnung des *kalten Abscesses*, und da sich diese Massen häufig ihren Weg nach weit entlegenen Körperteilen suchen, meist dem Gesetz der Schwere folgend, werden sie auch *Senkungsabscesse* genannt. Um auf das Beispiel der Spondylitis zurückzukommen, so müssen wir uns vorstellen, daß die Erkrankung die Zerstörung eines Wirbels verursacht hat. Im Knochen entsteht langsam eine Zerfallshöhle, ausgekleidet mit tuberkulösen Granulationen, angefüllt mit Gewebstrümmern — „Detritus" —, mit Knochensand und einem spärliche Lymphocyten und Tuberkelbacillen enthaltenden Sekret. Dies drängt in die Umgebung, findet am Lig. long. ant. der Wirbelsäule einen festen Widerstand und weicht daran entlang aus, in der Regel nach unten. So wühlen sich die Massen ihren Weg und können bei sehr hohem Sitz der Spondylitis in der hinteren Rachenwand zum Vorschein kommen. Oder aber sie senken sich tiefer, geraten im Bereich der Lendenwirbelsäule unter die Psoasfascie und begleiten den Muskel durch die Lacuna musculorum zum Oberschenkel. Hier kommen sie im SCARPAschen Dreieck zutage oder sie legen sich nunmehr den Gefäßen an und begeben sich durch den Adduktorenschlitz zur Kniekehle, können aber auch noch weiter der Art. tib. post. folgend sich bis zum medialen Knöchel senken und hier erscheinen. Auf diese Weise können die kalten Abscesse sehr weit wandern, und wir müssen diese Fähigkeit in Rechnung ziehen, wenn wir auf einen Senkungsabsceß stoßen und den eigentlichen Herd der Erkrankung suchen.

Je weiter der Zerfallsprozeß im Knochen fortschreitet, desto größer wird die Gefahr, daß dieser Knochen die auf ihm ruhende Last nicht mehr trägt, und im Sinne einer *Spontanfraktur* einbricht. Am Wirbel ist dieses Ereignis besonders eindrucksvoll: der Körper bricht zusammen, wobei der Mensch nicht selten merklich kleiner wird, der Dornfortsatz des nächsthöheren Wirbels springt hinten als „Gibbus" weit heraus, und schlagartig kann eine komplette Lähmung der unteren Extremitäten, eine *Paraplegie*, einsetzen, genau wie im Moment einer traumatischen Wirbelfraktur.

An den andern Knochen verläuft der Prozeß mutatis mutandis genau entsprechend. Ansiedlung von Bacillen, Aufsprießen von Tuberkeln bis zur Bildung tuberkulöser Granulationen, Zerfall, *Caries* und Entstehen mehr oder weniger großer Höhlen, *Kavernen*, Sekret und Gewebstrümmer, die sich als kalte Abscesse sammeln und vielleicht irgendwo die Haut durchbrechen. So bilden sich dann Fisteln, und durch die Verbindung mit der Außenwelt die *Mischinfektion*. Indessen spielen in der Nachbarschaft reaktive Prozesse, die auf dem Wege narbiger Neubauten den spezifischen Vorgang abdrosseln und zur Ausheilung bringen können, mitunter durch Einschluß von Sequestern oder käsigen Massen, die durch Verkalkung zur Ruhe kommen.

Die *Diagnose* kann infolge der Mannigfaltigkeit des Prozesses sehr schwierig sein, besonders in der Abgrenzung gegen die chronische Osteomyelitis, die naturgemäß sehr viel Ähnlichkeit in ihrem Verlauf hat. Verschieden ist in der Regel der Anfang, verschieden auch meist das Aussehen der Fistelgranulationen, die bei der Osteomyelitis eine frischrote Farbe, bei der Tuberkulose einen glasigen, blaßrosa, häufig etwas lividen Charakter zeigen. Im Zweifelsfalle kann die histologische Untersuchung von vorsichtig entnommenen Granulationspartikeln den Aufschluß geben, während die bakteriologische Prüfung des Sekrets in der Regel versagt. Eine tuberkulöse Erkrankung anderer Organe ist nicht beweisend, kann aber doch als Argument herangezogen werden. Die mikroskopische Untersuchung des Punktates aus einem kalten Absceß ergibt Detritusmassen, höchstens hier und da ein paar Lymphocyten. Im osteomyelitischen Absceß ist Eiter, d. h. massenhafte Leukocyten mit Staphylokokken. Die Betrachtung eines ganz einfach mit Methylenblau gefärbten Punktatausstriches kann die Diagnose wesentlich fördern.

Die *Behandlung* hat zunächst zu berücksichtigen, daß jeder an Knochentuberkulose erkrankte Mensch ein Tuberkulöser ist, also all der Sorgfalt und Rücksicht bedarf, welche diese Patienten zu verlangen haben. An körperlicher und seelischer Schonung, Auslösung aus ihrer Umgebung, Ernährung, Aufenthalt in Kurorten und Heilanstalten muß ihnen das gewährt werden, was die wirtschaftlichen Verhältnisse nur eben gestatten. Das beherrschende Mittel ist die *Sonne* in Form von örtlichen und Ganzbestrahlungen, und es ist eine lohnende Aufgabe für ärztliches Geschick, dies Mittel richtig dosiert und auch unter schwierigen Verhältnissen mit Hilfe von Improvisationen zur Anwendung zu bringen. Wird jeder Sonnenstrahl ausgenutzt, dann läßt sich auch außerhalb der Kurorte, die auf Hochgebirge, Meeresküste, Wald und südliche Gegenden verteilt sind, viel erreichen, zumal die Patienten meist durchaus geneigt sind, die Wichtigkeit gerade dieser Maßnahmen ernst zu nehmen und gewissenhaft zu befolgen.

Als Ersatz für das Sonnenlicht sind zahlreiche künstliche Quellen angegeben worden, die sämtlich hinter der Sonne selbst weit zurückstehen, jedoch in unserm oft sonnenarmen Klima eine durchaus wertvolle Hilfe bedeuten. Die „Quarzlampe", „künstliche Höhensonne" ist hier wohl an erster Stelle zu nennen, die gerade dem praktischen Arzt eine willkommene Unterstützung in der Strahlentherapie leisten kann.

Umstritten ist die Wirkung der *Röntgenbehandlung* auf die Tuberkulose der Knochen und — um das gleich hinzuzufügen — der Gelenke. Daß sie das nicht leistet, was man im Anfang sich und den Kranken versprochen hat, steht fest. Der Gedanke einer spezifischen Wirkung auf die Tuberkelbacillen oder eines elektiven Einflusses auf das tuberkulöse Gewebe ist wohl allgemein verlassen. Daß eine gewisse Anregung der Bindegewebsbildung übrigbleibt, die zur Ausheilung des Prozesses führen soll und kann, ist wohl möglich, und in diesem Sinne ist ein Versuch berechtigt.

Die BIERsche *Stauung* ist ganz zweifellos ein wertvolles Hilfsmittel in der Behandlung der chirurgischen Tuberkulose. Ihre Hauptschwierigkeit für die Praxis dürfte die absolut notwendige sorgfältige Überwachung des Patienten sein; es ist nicht damit getan, daß eine Gummibinde für eine beliebige Zeit beliebig fest angelegt wird, sondern wer diese Therapie betreiben will, muß sich sehr genau über Technik und Dosierung orientieren. Am einfachsten wird die Stauung so ausgeführt, daß die Binde 22 Stunden liegen bleibt und nach 2 Stunden freien Intervalls wieder für 22 Stunden angelegt wird. Der Puls muß fühlbar bleiben, das gestaute Glied soll warm sein und leicht gerötet aussehen, die Stauung darf nicht wehtun, im Gegenteil, die etwa bestehenden Schmerzen sollen nachlassen. Wird das Glied kalt oder blau, treten zinnoberrote Flecken auf, Ameisenlaufen, Gefühl von Taubheit, dann liegt die Binde zu fest und muß gelockert werden.

Kleine Dosen Jod, 0,1—0,3 g pro die, werden empfohlen. Daß bei Auftreten von Katarrhen Vorsicht geboten ist, besonders wenn nebenbei Lungenaffektionen vorliegen, versteht sich von selbst.

Eine große Rolle spielt die Frage der *Fixation*. In der Praxis wird es sicher richtig sein — und auch das gilt wieder in gleicher Weise für die Tuberkulose der Gelenke —, *ausgiebig zu fixieren*. Unter der ständigen Überwachung des klinischen Betriebes ist es wohl möglich, in dieser Beziehung weniger streng zu sein, da jede Verschlimmerung, jede Neigung der Kranken zu Unvorsichtigkeiten mit Bettruhe oder Schiene beantwortet werden kann. In der Praxis ist es besser, sicherzugehen und von vornherein mit solchen Zwischenfällen zu rechnen.

Die *operative Therapie* wird zum allergrößten Teil dem Chirurgen überlassen bleiben müssen. Wo ein isolierter Herd im Knochen angreifbar ist, da können aussichtsreiche und dankbare Eingriffe vorgenommen werden. Es gilt aber für diese der Grundsatz von KÖNIG, daß die Tuberkulose wie ein maligner Tumor im Gesunden exstirpiert werden soll. Und dann sind es meist große, dem Praktiker nicht zugängliche Eingriffe, die neben allem technischen Können eine sehr genaue Röntgendiagnostik erfordern. Durch „Anoperieren“ verschlimmert man den Zustand oft ganz außerordentlich, macht vorher geschlossene Prozesse zu offenen und setzt sie der Mischinfektion aus. Wer also zu radikalen Eingriffen nicht in der Lage ist, der lasse die Hände von der operativen Therapie der Tuberkulose.

Von dieser Regel gibt es Ausnahmen. So soll der *kalte Absceß* punktiert werden, mit nicht zu dicker Kanüle und schräg durch die Haut, um die Fistelbildung nicht zu begünstigen. Die Injektion von 10proz. Jodoformglycerin kann versucht werden, doch ist wegen der Vergiftungsmöglichkeit Vorsicht geboten. Mengen von 5 ccm beim Kinde und 10 ccm beim Erwachsenen sind im allgemeinen ausreichend und werden, abgesehen von den sehr seltenen Idiosynkrasien, gut vertragen. Diese Prozedur des Entleerens und Injizierens wird etwa alle 3—4 Wochen wiederholt, und mancher kalte Absceß heilt unter dieser Behandlung aus, d. h. die Quelle, aus der er sich füllte, versiegt.

Bei offener, sequestrierender Form der Knochentuberkulose kann der praktische Arzt einmal in die Lage kommen, eine Fistel zu revidieren, ein Stück toten Knochens, eine Partie besonders schwammiger Granulationen mit dem scharfen Löffel zu entfernen. Doch hüte man sich, diesen Eingriff zu oft zu wiederholen und an Fisteln zuviel herumzukratzen. Die Möglichkeit, durch zu häufiges Stören den Krankheitsprozeß zu verschlimmern, liegt durchaus vor.

Die *Tuberkulose der Gelenke* entsteht zur Hälfte der Fälle als primär synoviale, zur andern Hälfte als ossale Form, ist also in dieser letzteren Gestalt eine Knochentuberkulose, die sekundär auf das benachbarte Gelenk übergreift. In diesem Falle fahren die Keime in der Gegend der Epiphysenlinie ein, entwickeln sich aber nicht diaphysenwärts wie bei der Osteomyelitis, sondern gelenkwärts. Ihr Ausbreitungsbezirk entspricht dem des embolisch verstopften Gefäßes, ist also keilförmig mit der Spitze zur Epiphysenlinie, während die Basis ins Gelenk hineinsieht. Diese Herde sind im Röntgenbilde meist sehr schön erkennbar, auch die keilförmigen Sequester, die oft sehr lange ihre Gestalt bewahren können. Wegen dieser Entwicklung der Gelenktuberkulose aus hämatogen entstandenen Knochenherden ist es verständlich, daß vieles, was oben über den Knochen gesagt ist, auch ohne weiteres für das Gelenk gilt. Die Besonderheit des klinischen Bildes ergibt sich aus der Art, wie das Gelenkgewebe auf die Infektion reagiert.

Zunächst erfolgt von seiten der Synovialis, gleichgültig, ob sie primär oder sekundär auf dem Wege über den Knochen befallen ist, die

Absonderung ihres Sekrets im Übermaß: es entsteht der *Hydrops*. Das Gelenk schwillt an, am Knie „tanzt" die Patella. Der Gelenkinhalt ist in diesem Stadium der Erkrankung eine klare Flüssigkeit, leicht gelblich gefärbt ohne zellige Beimischungen. Sie läßt die Diagnose des spezifischen Leidens in keiner Weise zu, und enthält so spärlich Bacillen, daß auch der Tierversuch durch Injektion des Punktats in die Bauchhöhle des Meerschweinchens unsicher ist. Aus dem Exsudat fällt häufig Fibrin aus, das sich, wohl infolge der schleifenden Bewegungen des Gelenks, in runden Körpern, den sog. „Reiskörperchen", niederschlägt. Diese verursachen unter dem Finger ein sehr charakteristisches, knirschendes Geräusch, das mit Recht als pathognomonisch für die spezifische Exsudation gilt.

Auf dies erste *exsudative Stadium* folgt der *Fungus*, die *granulierende Form* der Tuberkulose. Die Keime haben Zeit gefunden, sich auf der Oberfläche der Synovialis auszusäen, und überall schießen die Tuberkeln auf. In diesem Stadium ist die Gelenkinnenfläche rauh, zottig, manchmal enorm verdickt, die Höhle ist auch weiterhin mit Flüssigkeit gefüllt, die Schmerzen sind in diesem Stadium oft sehr beträchtlich durch die hohe Spannung. Da bei starker Schwellung die klassischen Entzündungszeichen fehlen, haben die Alten diesen Zustand sehr treffend als „Tumor albus" bezeichnet.

Ein wichtiges Symptom, welches die Gelenktuberkulose oft schon vom ersten Stadium an begleitet, ist die *Kontrakturstellung*. Die Leichenversuche von Bonnet ergaben, daß jedes Gelenk bei maximaler Füllung der Höhle sich in ganz bestimmter Weise einstellt, und zwar naturgemäß so, daß der Innendruck möglichst gering ist. Dieselbe Stellung, die durch die Bonnetschen Versuche ermittelt wurde, nimmt nun jedes Gelenk ein, wenn es infolge entzündlich exsudativer Veränderungen in Kontraktur geht. Beim Knie ist es die Beugung, beim Ellenbogen die Mittelstellung, bei der Schulter die Adduktion und bei der Hüfte zunächst Flexion-Abduktion-Außenrotation, in späteren Stadien Flexion-Adduktion-Innenrotation. Diese Kontrakturstellungen werden außerordentlich konsequent festgehalten und können, wenn der Krankheitsprozeß einer knöchernen Überbrückung günstig verläuft, in der gleichen Situation in *Ankylose* übergehen.

Verläuft das erste Stadium der Gelenktuberkulose unter den Erscheinungen der *Exsudation*, das zweite unter dem der *Proliferation*, so ist im dritten das Wesentliche die *Destruktion*, der Zerfall. Die Granulationen verkäsen, es bilden sich Kavernen in den knöchernen Gelenkteilen, große Substanzverluste in den Weichteilen. Das bisher klare, allenfalls mit Reiskörpern vermischte Exsudat wird nunmehr trübe, enthält Zerfallsmassen, Käsepartikel, Knochensand, Knorpelsequester — kurz die ganzen Trümmer, welche die *Caries* hinter sich läßt, wenn sie über ein Organ hinweggegangen ist. Diese Form als „eitrig" zu bezeichnen, ist nicht gut. Gerade das Eiterkörperchen, der Leukocyt, spielt gar keine Rolle bei dem Prozeß.

Die *Diagnose* ist nach dem Gesagten manchmal recht schwierig, besonders in den Anfangsstadien. Wenn ein schwerer Phthisiker ein spindelförmig aufgetriebenes Kniegelenk hat, das in Beugekontraktur steht, wenn um dies Gelenk mehrere Fisteln sich finden, aus denen ein dünnflüssiges, mit Bröckeln und Flocken vermischtes Sekret abfließt, und die mit schlaffen, glasigen, blassen Granulationen ausgekleidet sind, wenn das Röntgenbild einen keilförmigen Zerfallsherd zeigt mit der Basis nach dem Gelenkinnern zu — dann wird an der Diagnose einer destruktiven Kniegelenktuberkulose nicht zu zweifeln sein. Wenn aber ein junger, kräftiger Mann an einem hartnäckigen Knieerguß leidet, und wenn er vielleicht — wie es oft geschieht — ein Trauma dafür verantwortlich macht, dann kann eine sichere Diagnose unmöglich sein, und oft genug bringt erst der weitere Verlauf die Klärung.

Neben dem chronischen traumatischen Hydrops ist differential-diagnostisch auch an die Gelenklues zu denken, bei sehr akutem und besonders bei fieberhaftem Beginn mit heftigen Schmerzen kommt die akut eitrige und die gonorrhoische Arthritis in Frage, weniger die akute rheumatische, die sich ja nur sehr selten auf ein Gelenk beschränkt. Schließlich kommen auch mal Verwechslungen mit einem Blutergelenk vor.

Für die *Therapie* gilt vieles, was bei der Knochentuberkulose gesagt war, alles, was Allgemeinbehandlung betraf. Eine besondere Note erhält die Gelenktuberkulose durch das Moment der Kontraktur und — damit zusammenhängend — durch die Frage nach der Fixation des Gelenks. Man hat früher vielfach versucht, die pathologische Stellung gewaltsam und plötzlich in Narkose zu korrigieren, oft mit dem Erfolg, daß die Tuberkulose sich durch diesen Eingriff akut verschlimmerte. Von der Methode ist also dringend abzuraten. Dagegen kann der Versuch gemacht werden, durch vorsichtige *Extension* im Heftpflasterstreckverband die Stellung zu verbessern und gleichzeitig das Gelenk ruhigzustellen. Die Fixation ist unter den Verhältnissen der allgemeinen Praxis — das mag noch einmal ausdrücklich betont sein — notwendig. Ist die Kontrakturstellung verbessert oder hat keine bestanden, so tritt der *Gipsverband* in sein Recht. Eine Fensterung ist zweckmäßig, um eine Bestrahlung mit wirklichem oder künstlichem Sonnenlicht zu ermöglichen. Was über BIERsche Stauung oder kleine Jodgaben gesagt war, gilt auch hier; wir werden ganz bestimmt jede Möglichkeit ausnutzen.

Das kranke Gelenk wird zunächst durch Bettruhe entlastet und durch Gipsverband fixiert, ein stark spannender Erguß punktiert. Treten später kalte Abscesse auf, so werden sie entleert und mit Jodoformglycerin gefüllt. Macht die Ausheilung Fortschritte, gehen

Schwellung und Schmerzhaftigkeit zurück, dann wird allmählich mit vorsichtiger Belastung begonnen. Es ist meistens außerordentlich schwierig, den richtigen Zeitpunkt für diesen Entschluß zu finden, und erst große Erfahrung wird hier Fehler vermeiden lehren. Ein sehr schonender Übergang ist der *entlastende Gipsverband,* der das Gewicht des Körpers dem Gelenk abnimmt und direkt auf das Tuber ischii überträgt.

Es bleibt die *operative Behandlung,* die, wie gesagt, dem praktischen Arzt nicht zugänglich ist. Kleine Herde im Knochen werden radikal entfernt, bei schweren destruktiven Prozessen muß das Gelenk reseziert, in schwersten Fällen muß auch einmal eine Extremität geopfert werden. Fistelnde Gelenktuberkulosen bei Leuten über 50 werden am besten gleich amputiert. Die Aussicht, sie durch Resektion zur Ausheilung zu bringen, ist zu gering.

Bei den beiden anderen synovialen Höhlen, den *Schleimbeuteln* und *Sehnenscheiden* ist die Tuberkulose leichter zu erkennen, zumal sie dort sehr häufig mit der Bildung von Reiskörpern einhergeht. Die Behandlung soll hier frühzeitig *operativ* sein, da die Resultate gut sind und meist nur geringe oder gar keine Opfer an Funktion verlangen. Die tuberkulöse Membran wird vollständig exstirpiert und regeneriert sich in kurzer Zeit.

Die Tuberkulose der *serösen Häute,* der *Pleura* und des *Peritoneums,* verläuft ebenfalls nach dem Typus der exsudativen, proliferativen und destruktiven Form. In der Brusthöhle erscheinen riesige, trübe Ergüsse, die im Gegensatz zum metapneumonischen Empyem nicht mit Rippenresektion und Drainage behandelt werden sollen, nur mit wiederholten Entleerungen und den übrigen Mitteln der Tuberkulosetherapie. Im Bauch finden sich neben dem wohl nie fehlenden Ascites massenhafte Aussaaten von Knötchen über beide Blätter des Peritoneums oder auch große, tumorähnliche Massen spezifischen Gewebes. Auffallend ist, daß mitunter eine Probelaparotomie eine entscheidende Wendung nach der günstigen Seite im Verlauf der Krankheit bedeutet.

Die Tuberkulose der Haut, der *Lupus,* zeigt dem aufmerksamen Beobachter ganz besonders eindringlich das Charakteristische im Verlauf der Tuberkulose schlechthin. Die einzelnen Bausteine des krankhaften Geschehens, die Tuberkeln, sind gut mit bloßem Auge erkennbar, Zerfall, Proliferation, Vernarbung sind nirgends so gut zu studieren wie hier. Therapeutisch mag hervorgehoben sein, daß im Beginn des Lupus ein kleiner operativ zugänglicher Herd *unbedingt exstirpiert werden soll,* sofern das ohne Entstellung möglich ist. Keine andere Therapie ist annähernd so sicher und dankbar. Die Operation ist dem praktischen Arzt durchaus möglich; sie kann immer in örtlicher Betäubung ausgeführt werden, ist bei kleinen Dimensionen technisch sehr leicht und ohne besonderes Instrumentarium zu bewältigen.

Die *Lymphdrüsentuberkulose* ist wegen ihrer Häufigkeit ein recht wichtiges Kapitel. Der Übergang von der exsudativen und der proliferativen Form zur Verkäsung ist hier besonders gut zu beobachten, indem irgendwo in der knolligen, harten Drüsengeschwulst Erweichungen auftreten. *Diagnostisch* ist an akut oder chronisch entzündliche Prozesse, dann aber auch an Lues zu denken. Die sorgfältige Untersuchung aller den erkrankten Drüsen „tributären" Partien ist unbedingt erforderlich.

Für die *Therapie* ist wichtig die Feststellung, daß die Lymphdrüsen auch bei tuberkulöser Affektion sehr dazu neigen, sich durch *Röntgenbestrahlung* günstig beeinflussen zu lassen. Große harte Pakete gehen sehr oft prompt zurück, und man kann den beträchtlichen Eingriff einer Exstirpation und die entstellende Narbe dem Kranken ersparen. Wo eine einzige gut bewegliche und sicher abgrenzbare Drüse erkrankt ist, bleibt die Radikaloperation trotzdem zu erwägen. Treten Erweichungen auf, so sind die Zerfallsmassen durch Punktion zu entleeren und die Injektion von Jodoformglycerin ist zu erörtern. Sind Fisteln entstanden, dann werden wir versuchen, durch kleine revidierende Eingriffe mit dem scharfen Löffel das Kranke zu entfernen, oder aber die Radikaloperation mit Exstirpation des tuberkulösen Drüsenpakets muß erneut diskutiert werden. Die Eingriffe sind auch für den geübten Chirurgen manchmal schwer, umfangreich und blutig; Nebenverletzungen am Nervus accessorius und an den großen Gefäßen sind möglich.

Die Lues.

Sie gehört in all ihren Stadien dem Dermatologen oder dem Neurologen. Chirurgisch wichtig sind nur *diagnostische Gesichtspunkte,* insofern als der Primäraffekt oft verkannt wird. Ferner sind wichtig die Drüsenschwellungen, die sich ja als „indolente Bubonen" meist richtig zu erkennen geben, und die Gummata, die erfahrungsgemäß oft mit Sarkomen verwechselt werden. Der Lieblingssitz im M. sternocleidomastoideus, in den Schädelknochen, in der Tibia sei erwähnt. Auch an Gelenklues muß bei hartnäckigen Ergüssen gedacht werden, besonders wenn sie doppelseitig, etwa in beiden Kniegelenken, vorhanden sind. Schließlich seien die Gelenkveränderungen bei der Tabes als Irrtumsquelle erwähnt. Eine sorgfältige Allgemeinuntersuchung, ausführliche Anamnese, WASSERMANNsche Reaktion werden fast immer die Diagnose sicherstellen. Die Hauptsache bleibt, daß man an die aufgeführten differentialdiagnostischen Möglichkeiten denkt und sie berücksichtigt.

Die Aktynomykose.

Strahlenpilzkrankheit, hat ihren Namen von den Pilzrasen oder Drusen, die sich im Sekret der Krankheit finden und mit ihrer radiären Struktur nicht zu verkennen sind. Sie sind mit bloßem

Auge gut sichtbar und ermöglichen eine frühe und genaue Diagnose. Der Pilz findet sich in der Außenwelt recht häufig an Gräsern und an den Grannen des Getreides. Die Angewohnheit mancher Menschen, Halme in den Mund zu nehmen und darauf zu kauen, kann die Infektion vermitteln. Die Pforte liegt gewöhnlich im Bereich des Mundes oder der Rachenhöhle, doch wird auch das Einwandern vom Darm her beobachtet. Ein nicht ganz kleiner Teil der Fälle wird zunächst als Appendicitis operiert, und erst der weitere Verlauf zeigt das wahre Gesicht der Krankheit.

Das pathologische Geschehen zeigt die sehr überzeugenden Erscheinungen der „infektiösen Granulationsgeschwulst": Exsudation und Zerfall treten zurück gegenüber der Proliferation. Es erscheinen holzharte Infiltrate, die nur langsam und in kleinen Bezirken erweichen. Aus diesen Herden entleert sich dann ein spärliches dünnflüssiges Sekret, in welchem die Körner der Pilzdrusen erkennbar sind. Langwierige Fisteln sind die Folgen derartiger Durchbrüche. Das klinische Bild wird so sehr eindrucksvoll mit den harten, blaurot verfärbten, knollig und wulstig gestalteten Infiltraten und dazwischen den Fistelgängen mit ihrem charakteristischen Sekret. Mischinfektionen können später das Bild verwischen.

Der Verlauf ist eminent chronisch, die Behandlung langwierig und häufig sehr undankbar. Die Erweichungsherde müssen oft chirurgisch angegangen, die Zerfallshöhlen und Fistelgänge mit dem scharfen Löffel ausgekratzt werden. Daneben kommt die Röntgenbestrahlung zu ihrem Recht und die Jodmedikation, am wirksamsten in Form der Iontophorese.

Tumoren.

Praktisch wichtig ist der Unterschied zwischen malignem und benignem Tumor. Wir nennen eine Geschwulst dann bösartig, wenn sie infiltrierend wächst und wenn sie Metastasen macht. Die beiden Formen sind das Sarkom und das Carcinom, je nachdem der Mutterboden ein Bindegewebe oder ein Epithel ist. Die Verbreitung erfolgt, abgesehen vom direkten Hineinwachsen in die Nachbarschaft, durch Metastasierung auf dem Blut- und Lymphwege. Der gutartige Tumor respektiert die Grenzen seines Nachbargewebes. Er verdrängt sie wohl, wächst aber nicht hinein. Gefährlich wird er durch Veränderung der anatomischen Verhältnisse, durch Verlegung und Verdrängung; außerdem besteht bei jedem gutartigen Tumor jederzeit die Möglichkeit, maligne zu werden.

Die *Diagnose* ist oft sehr schwierig; ein Gumma, die Tuberkulose, aber auch eine entzündliche Schwellung können sehr ähnlich aussehen, wenn die Erscheinung der direkten Untersuchung zugänglich ist. Liegt der Prozeß in einer Höhle verborgen, ist ein tiefgelegenes Organ befallen, dann ist die Erkennung erst recht schwer oder gar unmöglich. Und ist ein Prozeß als Tumor festgestellt, dann werden wir noch einmal vor die folgenschwere und verantwortungsvolle Frage gestellt, ob er gutartig oder maligne ist.

Wenn der Tumor der Untersuchung durch Inspektion und Palpation zugänglich ist, dann haben wir in bestimmter Reihenfolge sein Verhalten festzustellen: wie sieht er aus in bezug auf Größe, Gestalt und Farbe, ist die Haut oder Schleimhaut über ihm verändert, im besondern weist sie abnorme Gefäßzeichnung auf, ist sie pigmentreich oder -arm, hyperämisch oder anämisch? Erst wenn die Betrachtung erschöpfend durchgeführt ist, wird zur Betastung geschritten. Wie groß ist die Geschwulst, wie ist die Konsistenz, wie die Oberfläche, vor allem: wie ist das Verhältnis zur Nachbarschaft? Die Frage, ob die Geschwulst sich überall gut abgrenzen läßt oder ob sie irgendwo mit der Haut oder mit der Unterlage verwachsen ist, ob sich auch nur irgendwo ein Zapfen in die Nachbarschaft vorschiebt, kann im allgemeinen als entscheidend gelten für den Charakter der Neubildung als gut- oder bösartig.

Die Untersuchung der *regionären Lymphdrüsen* gehört unbedingt zum Status. Nicht selten sind die Drüsenmetastasen mächtiger als der Primärtumor, sind manchmal sogar die Ursache, weswegen der Arzt konsultiert wird.

Die Behandlung der Tumoren ist prinzipiell die operative, sofern sie operierbar sind. Wir wissen, daß viele *gutartige* Geschwülste ihr Wachstum einstellen und lange Zeit als belanglose Anhängsel dem Körper angehören. Wir wissen aber auch, daß viele dieser im Charakter gutartigen Neubildungen unaufhaltsam weiterwachsen und schließlich durch ihre Größe trotz ihrer Gutartigkeit das Leben bedrohen, wissen außerdem, daß in jedem benignen Tumor die Möglichkeit ruht, maligne zu werden. Aus diesen beiden Indikationen sollen wir gutartige Geschwülste entfernen, solange sie noch bequem und ohne große Gefahr zu operieren sind.

Für die *bösartigen Tumoren* gilt der gleiche Grundsatz in noch weit schärferer Form. Es gibt kaum einen längeren Stillstand im Wachstum von Sarkomen und Carcinomen oder gar eine Spontanheilung. Die medikamentöse Therapie ist aussichtslos, die Strahlenbehandlung tritt heute sehr energisch neben die chirurgisch-operative und dringt Schritt für Schritt vor. Es wird sich voraussichtlich bald klären, wo die Grenzen der beiden Verfahren sind. Einstweilen werden wir uns mit einer gewissen Unsicherheit und mit starken Abweichungen in der Handhabung und Beurteilung der Lage abzufinden haben. Der Chirurg wird noch immer geneigt sein, zu operieren, wenn er hoffen kann, ohne allzu schwere Verstümmelung radikal vorgehen zu können. Er wird aber auch schon diese Fälle der Nachbestrahlung zuführen. Inoperable und solche Tumoren, bei denen die Entfernung nicht gelungen ist oder deren Entfernung eine allzu schwere Verstümmelung bedeuten würde, sowie *inoperable* Rezidive sollen bestrahlt werden.

Der operable maligne Tumor soll also prinzipiell operiert werden und ebenso das *operable Rezidiv*. Es ist falsch, beim Auftreten einer Drüse die Flinte ins Korn zu werfen und auf die Weiterbehandlung zu verzichten. Es wird noch mancher Fall dauernd geheilt, wenn wir sein erstes und auch wenn wir sein zweites Rezidiv operativ beseitigt haben.

Der *inoperable Tumor* stellt mit seiner infausten Prognose die allergrößten Anforderungen an die medizinischen und ethischen Qualitäten des behandelnden Arztes. Es gehört sehr viel Geduld und sehr viel Takt dazu, dieser Aufgabe gerecht zu werden, den Kranken psychisch aufrecht und im Glauben an eine Besserung zu erhalten. Das Wort „Carcinom“ oder gar „Krebs“ darf dabei niemals fallen; fast immer beruhigt sich der Patient mit dem „Gewächs“. Die sorgfältigste Pflege in bezug auf Appetit und Nachtruhe ist notwendig, wobei die Narkotica meist nicht zu entbehren sind. Doch hüte man sich, frühzeitig hohe Dosen anzuwenden, da häufig die Dauer des Prozesses unterschätzt wird.

Symptomatisch werden oft Operationen im Sinne des *palliativen Eingriffs* notwendig: Tracheotomie beim Larynxtumor, Gastrostomie beim Oesophaguscarcinom, Gastroenterostomie beim Pylorusverschluß, Anus praeternaturalis beim Dickdarmkrebs. Auch lokal ist man hier und da zu Operationen gezwungen, z. B. bei stark jauchenden Tumoren, die eine Ablatio mammae oder auch die Absetzung einer Extremität erfordern können. Auch die Verschorfung einer inoperablen Geschwulst mit dem Thermokauter, die Verätzung mit 20—50 proz. Chlorzinkpaste, Umschläge mit Aceton oder 1—5 proz. Formalinlösung kommen in Frage, um eine Schrumpfung und zugleich eine Desodorierung zu veranlassen. Auch das Wasserstoffsuperoxyd, Tierkohle und Streuzucker können versucht werden, um den schrecklichen Geruch des zerfallenden Tumors zu bekämpfen.

Sachverzeichnis.

Druck der Spamer A.-G. in Leipzig.